心血管药物和药理学发展研究

何　波　沈志强　陈　鹏　主编

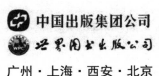

中国出版集团公司

世界图书出版公司

广州·上海·西安·北京

图书在版编目（ＣＩＰ）数据

心血管药物和药理学发展研究 / 何波，沈志强，陈鹏主编 . -- 广州：世界图书出版广东有限公司，2020.9
ISBN 978-7-5192-7895-3

Ⅰ．①心… Ⅱ．①何… ②沈… ③陈… Ⅲ．①心脏血管疾病－用药法－研究②心脏血管疾病－药理学－研究
Ⅳ．① R540.5 ② R972

中国版本图书馆 CIP 数据核字（2020）第 178814 号

书　　　名	心血管药物和药理学发展研究
	XINXUEGUAN YAOWU HE YAOLIXUE FAZHAN YANJIU
主　　　编	何　波　沈志强　陈　鹏
责 任 编 辑	曹桔方
装 帧 设 计	梁浩飞
责 任 技 编	刘上锦
出 版 发 行	世界图书出版广东有限公司
地　　　址	广州市新港西路大江冲 25 号
邮　　　编	510300
电　　　话	020-84460408
网　　　址	http://www.gdst.com.cn
邮　　　箱	wpc_gdst@163.com
经　　　销	各地新华书店
印　　　刷	涿州军迪印刷有限公司
开　　　本	787mm×1092 mm　　1/16
印　　　张	13.25
字　　　数	232 千字
版　　　次	2020 年 9 月第 1 版　　2020 年 9 月第 1 次印刷
国 际 书 号	ISBN 978-7-5192-7895-3
定　　　价	78.00 元

前　言

　　近年心血管药物药理学研究的重大进展大都来自对心血管生命现象的新认识。同时，心血管药理学研究又加深了对生命规律的认识。因此，应当十分重视心血管药理学的基础理论研究和来自心血管生理、生化、病理生理，以及有关的生命科学的新概念、新思路或新发现，特别是生命内在的抗损伤的自身保护机能对研究防治心血管病药物提供的新思路，用以指导研制新药和研究中草药的作用机理。分子生物学方法技术是深入研究的必备手段，应在心血管药理学研究中推广其应用。但是新技术方法如果没有新思路做向导，也不会做出重大成果。

　　心血管疾病是临床常见病，高度重视心血管急症的诊疗理论与实践以提高和规范诊治水平十分重要，在心血管疾病的治疗中药物治疗占有非常重要的位置。近年来，心血管药物药理学科发展较为迅速，而相关的药理学内容知识却未能跟上其发展速度，为了适应学科发展的要求，特编写了本书。全书共十一章，主要内容包括心血管系统疾病概述、影响心血管系统药物作用的因素与药物治疗、心血管药物治疗方案的制订、硝酸酯类药物、β受体阻滞剂、血管紧张素 Ⅱ 受体拮抗药、钙通道阻滞剂、抗心律失常药物、临床常用其他治疗心血管疾病的药物、药源性心血管疾病及其处理、心血管药物药理研究进展。编写本书时查阅了国内外许多指南、专家共识、文献，对目前临床上各类心血管疾病常用的治疗药物和新上市的心血管药物进行了比较、归纳和总结，为临床医、药、护等医务工作人员和药学相关专业人士提供了丰富的心血管药物治疗信息。治疗药物之间采用表格对比和文字阐述相结合，具有直观明了、信息量大、易学易用等特点，对广大医务工作者具有重要的指导作用和参考价值。由于目前药物制剂的品种繁多，一种药物往往有不同的品牌，它们的质量和特点不尽一致，本书未涉及该方面的情况。

由于编写时间较紧，加之水平有限，研究方法上还有不少问题有待继续探讨，需要在实践中不断发展。希望广大读者提出宝贵意见，敬请批评指正。

目　录

第一章 心血管系统疾病概述

心血管系统是一个封闭的管道系统，由心脏和血管组成。心血管系统疾病是严重影响人类健康的重要疾病之一，本章论述心血管系统疾病的分类，对心血管系统疾病的诊断进行分析，并探究心血管系统疾病的治疗。

第一节　心血管系统疾病的分类

心血管系统疾病包括心脏和血管疾病，是现代社会严重威胁人类健康、引起死亡的主要疾病。可从以下三方面对其进行分类：

一、依据致病因素分类

心血管系统疾病根据致病因素分为先天性心血管病和后天性心血管病两大类。

先天性心血管病因心脏大血管在胎儿期中发育异常所致。

后天性心血管病主要包括：①动脉粥样硬化，常累及主动脉、冠状动脉、脑动脉、肾动脉、周围动脉等；②风湿性心脏病（风心病），原发性高血压显著而持久的动脉血压增高可影响心脏；③肺源性心脏病（肺心病），为肺、肺血管或胸腔疾病引起肺循环阻力增高而导致的心脏病；④感染性心脏病，因病毒、细菌、真菌、寄生虫等感染侵犯心脏而导致的心脏病；⑤内分泌性心脏病，如甲状腺功能亢进性心脏病和甲状腺功能减退性心脏病；⑥血液性心脏病，如贫血性心脏病；⑦营养代谢性心脏病，如维生素B缺乏性心脏病；⑧心脏神经症，为自主神经功能失调引起的心血管功能紊乱；⑨其他因素引起的心脏病。

二、依据病理解剖分类

依据病理解剖可分为：①心内膜病，如内膜炎、弹性纤维组织增生、心瓣膜脱垂、黏液样变性等导致瓣膜狭窄或关闭不全；②心肌病，如心肌炎症、变性、肥厚、缺血、坏死等导致心脏扩大，心肌收缩力下降；③心包疾病，如心包炎症、心包积液、积血或积脓、心包缺损等；④大血管疾病，如动脉粥样硬化、动脉瘤、中膜囊样变性、血管炎症、血栓形成、栓塞等；⑤各组织结构的先天性畸形。

三、依据病理生理分类

依据病理生理可分为：①心力衰竭，主要指心肌机械收缩和舒张功能不全，可为急性或慢性，左心、右心或全心衰竭；②休克，为周围循环血液灌注不良造成的内脏和外周组织缺血等一系列变化；③冠状循环功能不全，为冠状动脉供血不足造成的心肌缺血变化；④乳头肌功能不全，二尖瓣或三尖瓣乳头肌缺血或病变，不能正常调节瓣叶的启闭，引起瓣膜关闭不全；⑤心律失常，为心脏的自律、兴奋或传导功能失调，引起心动过速、过缓和心律不规则的变化；⑥高动力循环状态，为心排血量增多、血压增高、心率增快、周围循环血液灌注增多的综合状态；⑦心脏压塞，为心包腔内液体增长的速度过快或积液量过大时，压迫心脏而限制心室舒张及血液充盈的现象；⑧其他，体动脉或肺动脉、体静脉或肺静脉压力的增高或降低等。

第二节　心血管系统疾病的诊断

一、心血管系统检查概述

临床上进行系统的检查是十分必要的，医师可以发现患者有意义的异常体征。在心血管疾病诊断和治疗新技术大量应用的今天，获取充分、详细的病史及仔细、全面的检查，对疾病的正确诊断和治疗仍十分重要。检查的重点是心血管系统，但全面的检查也十分重要，因为不少心血管疾病有全身性表现。例如肺部啰音可见于左心衰竭的患者，下垂性水肿常与右心衰竭有关，如果同时伴有腹部隆起，应怀疑有腹水，若有腹水，则提示右心衰竭；有腹水如无下肢水肿，则提示肝脏疾病的可能性更大而非心源性疾病。全身表现不仅反映了心脏病的严重程度，而且常可提示并发症和伴发疾病的存在。

二、心血管系统的问询诊断

病史采集是临床评价最基本的组成部分。仔细与患者进行交谈不仅是进一步诊治的基础，而且能够在医患之间搭建一座沟通的平台，从而提升相互间的尊重、信任和理解。获取完整、准确的病史对心血管疾病的诊断十分重要。有的疾病，如冠心病、心绞痛、阵发性室上性心动过速等，患者一般在疾病发作间歇期就诊，此时可以完全无症状和阳性体征，常规心电图、心脏X线及超声心动图检查也可能无异常发现，典型的病史可为疾病的诊断提供线索。例如，根据胸痛的发作方式、性质、部位、持续时间、诱发和缓解因素，可初步判断患者患冠心病、心绞痛的可能性有多大。对每个患者而言，除了首发症状，了解其他的心血管症状也有重要意义。主要症状包括胸部不适、呼吸困难、晕厥、水肿和乏力，其他症状包括咳嗽、心悸、端坐呼吸、眩晕或头晕目眩等，需要明确其与患者告之情况的关系。

患者告之的情况有时并不能提示疾病的本质，因此应注意询问相关症状、发作方式和特点，从相关症状中一般可以找到提示心血管疾病的线索。在病史询问中，还应注意询问有无拔牙、创伤、病毒感染、静脉使用毒品的历史，这些可能与感染性心内膜炎、心肌炎、心包炎等的发病有关。冠心病危险因素的询问，如吸烟、糖尿病、高血压、高血脂症等对诊断和治疗均具有重要意义。应尽可能获得患者的近期用药和治疗等情况，包括药名、剂量和用法。有的药物（如三环类抗抑郁药、茶碱类或拟交感胺类支气管扩张药、洋地黄类等）可能引起心律失常及相关症状。此外，其他系统、器官的疾病（如内分泌疾病、尿毒症、严重贫血等）也可伴发心血管系统的症状，在问诊中应注意获取有助于鉴别诊断的信息。

三、心血管疾病的影像检查

（一）X线检查

通过常规X线检查，可显示心脏、大血管及肺血管影像，通常采用正位、侧位或斜位投照，以评价心脏各房室的形态和大小。根据心脏和大血管的形态、大小的改变，结合肺血管影像，可推断心脏病的病因或提供辅助诊断资料，如心影增大最常见于心力衰竭。在获得性心瓣膜病和多种先天性心脏病中，可有单个心腔增大存在。左侧房室扩大较易从X线检查中获得诊断，如二尖瓣狭窄引起的左房增大。而对于轻度的右侧房室扩大，却难以根据X线影像确认。肺血管影像对先天性心脏病、心内分流、肺动脉高压、肺淤血和肺水肿的诊断可提供影像学依据。

（二）心脏CT检查

心脏CT检查包括常规CT、超高速CT扫描和多排螺旋CT扫描。目前，CT检查主要用于心包疾病、心脏肿瘤和肺动脉栓塞的诊断。CT冠状动脉血管成像提供冠状动脉解剖信息是心脏CT最重要的应用。

（三）超声心动图技术

超声心动图是一组与超声相关的应用技术，包括以下十种：

（1）M型超声心动图。M型超声心动图是通过沿着探测束的单一线路探测返回的超声信号而获得的。可以探测心脏和大血管的各层结构，主要用于测量心脏、血管腔径的大小、心壁的厚度，观察各层结构的运动状态。

（2）二维超声心动图。二维超声心动图是从二维平面显示心脏、大血管不同方位的断层结构与毗邻关系。常规经胸二维超声心动图可从不同方位显示心脏各房室的形态、大小及运动，观察心脏瓣膜的形态、开放和关闭状况，心脏室壁、间隔的厚度、完整性及运动，主动脉、肺动脉的位置与心室的解剖关系等。

根据心脏解剖结构、形态、大小、运动状况和毗邻关系的改变，可对心瓣膜病、心肌病、先天性心脏病、心脏肿瘤及心包疾病做出诊断。如由于心肌缺血或心肌梗死，可看到特征性的室间隔运动改变为收缩期增厚消失，甚至矛盾运动。对冠心病、原发性高血压、慢性心力衰竭、心律失常等也可观察到相应的解剖、功能或运动状态的改变，提供有价值的诊断资料。

（3）心脏声学造影。心脏声学造影经血管注射含有或可产生微小气泡的声学造影剂后，心腔或心肌组织内出现云雾状造影剂回声。根据造影剂回声出现的解剖部位、时间，可获得具有诊断价值的信息，用于观察心房、心室和大血管水平的心内分流。心肌灌注声学造影用以评价心肌血流灌注状况，对估计心肌缺血的程度和范围，以及观察治疗后的血液灌注恢复情况有重要价值。

（4）多普勒超声心动图。多普勒超声心动图是一种将声波在传递过程中的多普勒效应用于检测心脏和大血管内的血流速度和血流方式（如层流、湍流、涡流等）的技术。彩色多普勒血流显像对瓣膜狭窄和反流以及心内分流的诊断与定量分析具有重要意义。

多普勒超声有两种基本应用方法，即脉冲多普勒和连续多普勒。脉冲多普勒和连续多普勒超声心动图常用来测量和估计左、右心室的射血速度、舒张期心室血流充盈速度和方式、狭窄瓣口的跨瓣压差及瓣口反流的严重程度等。组织型多普勒成像技术将多普勒信号中的血流信号删去，留下速度较低的心肌运动信号进行彩色编码，用以分析心肌壁的运动速度和加速度，评价心壁运动状态和收缩的同步性，区别失去收缩活动的心肌和正常心肌。

（5）负荷超声心动图。负荷超声心动图检查是指在心血管负荷之前、期间、之后用二维超声心动图进行动态监测，对于胸痛患者，它是一种效价比很高的诊断方法。患者在运动或药物作用下，心肌氧耗量增加，可诱发心肌缺血。实时记录室壁运动及血流动力学改变，对心脏病变程度和缺血区域的范围作出定量评价。目前主要用于冠心病的诊断、心肌缺血严重程度的估计、存活心肌的检测及疗效评价。

（6）动态血压监测。动态血压监测采用特殊的血压测量和记录装置，在一定的时间间隔内测量并记录24小时的血压，以了解不同生理状态下血压的动态变化。正常人24小时血压白昼高、夜间低，血压值的分布趋势图呈勺形；部分高血压患者的血压趋势图呈非勺形或反勺形。动态血压监测对轻型高血压、阵发性高血压和假性高血压的检测具有重要意义。此外，还用来评价抗高血压药的降压疗效。观察最大降压作用（峰作用）和最小降压作用（谷作用）出现的时间和谷/峰作用强度的比值，这些指标有助于选择合理的剂量和用法，以维持平稳的降压效应。

（7）经食管超声心动图。食管位于心脏后方，紧邻心脏和大血管。将超声探头经食管插入，距心脏近，不受胸壁和肺组织的影响，可获得清晰的图像，弥补经胸超声检查的不足。经食管超声心动图有其特殊的适应证、禁忌证和风险。

食管超声检查包括二维、M型和多普勒等多种常规超声诊断技术，它可用于经胸超声心动图无法提供诊断信息的患者，特别有助于评价主动脉夹层分离、二尖瓣反流的机制，明确房颤复律前有无左心耳血栓及心内血栓的来源等。此外，在心脏外科手术和先天性心脏病介入治疗过程中用于监测或评价手术效果。

（8）心脏和血管造影。把造影导管放入心腔或血管内，注入造影剂，用电影方式记录图像。右室造影可显示心室水平右向左分流、三尖瓣畸形、肺动脉瓣或右室流出道狭窄；左室造影可显示心室水平左向右分流、主动脉瓣、二尖瓣病变、室壁瘤、心肌病等疾病的特征。根据左心室腔显影区收缩末和舒张末面积之差，可推算出左心室射血分数，这是目前临床常用的左心室收缩功能指标。肺动脉造影常用于诊断肺血管疾病。造影剂随血流进入左心房后，也可显示左心房的病变，如左心房黏液瘤等。

主动脉造影可显示主动脉瘤、主动脉夹层、主动脉缩窄与畸形等病变。冠状动脉造影是诊断冠心病的一种常规检查。它不仅用于确定诊断，还可了解冠状动脉病变的解剖部位和严重程度，以选择恰当的治疗方案，估计预后。造影显示冠状动脉内径狭窄≥70%，一般有供血不足的临床表现；如果狭窄程度<50%，未合并血管痉挛或血栓形成，一般无心肌缺血的临床症状。左冠状动脉主干或左

前降支、回旋支及右冠状动脉三支血管近端均有严重病变者预后差，猝死的危险性大。

（9）血管内超声成像和超声多普勒。血管内超声成像和超声多普勒经外周血管将特制的带微型超声探头的导管放至大血管、心腔或冠状动脉，可直接获取相应部位的超声图像，并可测量局部血流速度。冠状动脉内超声能提供心脏和血管内高分辨率的解剖图像，以及其他方法所无法显示的冠状动脉内的形态和冠状动脉内组织的特征。可显示血管壁内膜、中膜和外膜分层，以及粥样硬化斑块的性质（大小、位置、有无钙化、纤维化程度、脂质含量等），能用于评价介入手术成功与否，也可用于评价已知或可疑的主动脉夹层分离。

（10）心导管术。诊断性心导管检查可以确认和评价心脏疾病的严重程度。采用经皮穿刺技术，在X线透视下经周围血管（如股静脉或股动脉）将特制的导管送入右心或左心系统或分支血管内。右心导管术通常经股静脉、锁骨下静脉、颈静脉或肘前静脉穿刺，将导管送至右心系统各部，直至肺小动脉。可在上下腔静脉、右心房、右心室、肺动脉、肺动脉毛细血管楔压处测量压力和血氧饱和度，还可以量化心排血量。右心压力评定可有助于评价三尖瓣或肺动脉瓣狭窄程度，确定和评价肺动脉高压情况，以及用来计算肺血管阻抗。

左心导管术穿刺周围动脉（股动脉、桡动脉、腋动脉、肱动脉），将导管送至主动脉和左心室，或经股静脉、下腔静脉到达右心房，然后在卵圆窝处穿刺房间隔，将导管送达左心房和左心室。左心导管可以评价二尖瓣和主动脉瓣功能、左心室压力和功能、系统血管阻抗和冠状动脉解剖情况。心导管可以确定心内分流是否存在、部位以及量化分量，还可以进行血流动力学监测，用于血流动力学状态不稳定的严重心力衰竭、急性心肌梗死及心源性休克。

（四）放射性核素检查技术

放射性核素检查技术主要包括心肌灌注显像、心血池显像、心室功能测定、核素心血管造影和正电子发射断层照相术（PET）。目前临床应用较多的是心肌灌注显像和正电子发射断层照相。心肌细胞对某些放射性阳离子有选择摄取功能，各部位放射性物质聚集的多少与该部位的冠状动脉血液灌注量呈正相关。局部心肌缺血、细胞坏死及瘢痕形成表现为放射性稀疏区或缺损。通过运动或药物（如双嘧达莫）负荷可增加正常与病变冠状动脉血流供给区的放射性对比，提高诊断的敏感性。心肌灌注显像和正电子发射断层照相主要用于评价心肌缺血的范围和严重程度，了解冠状动脉血流和侧支循环情况，检测存活心肌，观察外科冠状动脉旁路移植术和介入治疗后的心肌血液灌注改善和恢复情况。

（五）磁共振成像检查（MRI）

心脏磁共振成像具有软组织分辨力高、直接多平面的成像、能观察心脏功能等优点，对于累及心脏、心包，以及胸部大血管的一系列先天性和获得性心脏疾患具有独特的适应性，能够做出形态学和生理学的评估。对于缺血性心脏病、心肌病、心包疾病、主动脉疾病和心脏肿块等疾病的诊断具有较大价值。

（六）心血管病生理检查

1. 常规心电图检查

12导联常规心电图对诊断各种类型的心律失常、心脏传导障碍、心肌梗死和缺血、房室肥大、心肌和心包疾病、血清电解质紊乱，以及观察药物对心脏的作用具有重要意义。有些心电图改变具有很高的诊断价值，如出现符合急性心肌梗死的典型心电图波形和演变过程对该病具有确定诊断的意义。有的改变不具有诊断的特异性，如某些导联T波异常倒置或ST段下移可见于心室肥大、心肌缺血、心肌或心包疾病、血清电解质紊乱或某些药物对心脏的作用等。此时，应结合其他临床资料判断心电图异常改变的临床意义。

心电图是非常有价值的诊断工具，但是仅通过心电图推论做出诊断可能出现错误。因此，应根据不同的临床情况，综合其他资料，分析和判断心电图异常的可能原因和临床意义。

2. 动态心电图检查

动态心电图又称Holter监测，它采用长时间（24~72小时）连续记录心电图的方法，能获得比常规心电图更多的信息，在心律失常、心肌缺血的诊断及药物疗效评价方面有较大价值。

动态心电图可提供以下信息：①心率，包括24小时平均心率、最快和最慢心率；②心律失常的类型、发作时间和方式；③心脏停搏的时间、次数；④心电图波形的改变，如ST段的上抬和下移；⑤心电网改变发生的时间、患者当时的活动状况及伴随症状。根据动态心电图资料，可了解临床症状（如心悸、眩晕、晕厥、胸痛）与心电图改变的关系，有助于分析和寻找这些症状的原因。此外，它对心律失常潜在危险性的分析、心肌缺血程度的估计以及抗心律失常药物和抗心绞痛药物疗效的评价也具有一定意义。

3．心内电生理检查

用于心律失常的诊断；作为抗心律失常药物疗效的判断方法；对不明原因的晕厥的病因进行识别；心脏外科手术之前或术中进行心律失常的标测；作为心动过速导管消融术的一部分。心内电生理检查时，根据检查目的，可将电极导管放至心房、心室及冠状窦内，记录心脏不同部位的电活动。通过心内快速或期前程序电刺激及心内膜电标测等技术可确定心动过速的类型和机制，如房室折返性心动过速、房室结折返性心动过速、房性心动过速、室性心动过速等。在心内膜标测定位的基础上，可采用射频消融术治疗多种类型的心动过速。此外，它有助于确定房室传导阻滞的部位。

4．运动试验检查

运动试验是使受检者接受适量运动，观察其症状、心率、血压及其他指标的变化情况，并据此辅助诊断心脏疾病或对预后做出判断的方法。运动心电图检查是评估疑似或已经确诊的心血管病患者的最常用的无创性手段之一。目前常用平板和踏车运动试验。在运动过程中，心电图ST段出现水平或斜向下移，或者发生典型心绞痛，对冠心病的诊断有较大价值。但也有一定比例的假阳性和假阴性，例如，围绝经期女性的假阳性较多。该试验目前主要用于评估疾病的预后、冠状动脉的储备能力、机体患冠状动脉疾病的可能性和程度，以及治疗效果。

（七）实验室监测指标

1．炎性标记物检测指标

炎症反应在动脉粥样硬化过程中具有重要作用。血清炎性标记物水平增高反映体内粥样硬化病灶的炎性活动增强，其在预测心血管疾病的危险性及发生严重的心血管事件（如急性心肌梗死、心绞痛和脑卒中等）方面具有较大价值。这些炎性标记物包括超敏C反应蛋白（hs-CRP）、白细胞介素、肿瘤坏死因子α，以及细胞黏附因子等。目前，超敏C反应蛋白的临床应用较为广泛。

2．血清心肌标志物检测指标

心肌细胞损伤坏死时，心肌标志物或某些蛋白将被释放入血液循环，可通过常规实验室方法检测。在病程的不同阶段，释放入血的标志物的量与病程和病变严重程度有关。检测血液循环中心肌生化标志物的浓度，并观察其动态变化，具有较大的诊断价值。其常用于急性心肌梗死（AMI）、不稳定型心绞痛及急性心肌炎的诊断和预后判断。

肌酸激酶（CK）及肌酸激酶同工酶（CK-MB）和肌钙蛋白I（cTnI）及肌钙蛋白T（cTnT）诊断的特异性和敏感性高，已成为常规检测项目。肌钙蛋白I或肌钙蛋HT识别心肌细胞损伤的特异度更高。定量检测肌钙蛋白T或肌钙蛋白I对评估不稳定型心绞痛和非ST段抬高型AMI患者风险的作用强于肌酸激酶。肌钙蛋白还可用于对心力衰竭患者做进一步的危险分层。其他标志物由于特异性差，目前已较少用于对心肌细胞损伤坏死的检测。

3. 脑钠肽（BNP）

脑钠肽是一种由32个氨基酸组成的多肽。当心功能不全、心室壁受到过度牵张时，BNP分泌增加。BNP具有利钠、利尿、扩张血管和抑制RAS的作用，可用于心力衰竭患者的鉴别诊断，以及心力衰竭、急性冠状动脉综合征和急性肺动脉栓塞患者病情危险程度的估计。

BNP<35 mg / L、NT - proBNP<125 mg / L 时不支持慢性心力衰竭的诊断，其诊断的敏感性和特异性低于急性心力衰竭时，脑钠肽可用来评估慢性心力衰竭的严重程度和预后。

第三节　心血管系统疾病的治疗

心血管系统疾病治疗的基本目的在于消除或缓解症状、改善生活质量和远期预后、降低各种临床事件的发生率和病死率，其治疗措施可分为以下几方面：

（1）药物治疗。要正确掌握心血管药物的临床应用，应熟悉每一种药物的药效学、药动学、剂量、用法、适应证、禁忌证和不良反应等基本知识。个体对药物反应的差异很大。例如，不同患者使用β受体阻滞剂或血管扩张药达到同样的临床疗效，所用的剂量可能相差几倍，甚至10倍以上。因此在用药过程中，应密切观察患者的反应，并调整剂量。

选用抗心律失常药物时，不仅要考虑心律失常的类型，而且还要注意患者基础心脏病的种类及心功能状况。如果忽略后者，所选的药物虽然能控制心律失常，却可能使病死率增加。有的药物治疗剂量与中毒剂量接近，掌握不当时可产生致命的毒副作用。这些因素增加了正确使用心血管药物的难度。联合用药有时可增强疗效，减轻不良反应，如在高血压的治疗中常采用两种以上的降压药一起使用。不同的药物一起使用时应注意药物的相互作用，例如某些降脂药和抗心律失常药可增加口服抗凝药的抗凝作用，导致出血并发症。

（2）心理、行为治疗。行为、性格类型和精神紧张可能与高血压、冠心病的发病有一定关系。心血管病患者过度紧张、兴奋、焦虑可能诱发心律失常、心绞痛、心肌梗死、脑卒中、动脉瘤破裂，甚至猝死等严重后果。由于疾病带来的痛苦，或者由于对疾病性质、预后或诊断、治疗方式的误解，可使患者处于紧张和焦虑之中。医生对疾病的不恰当处理或对预后的错误解释常加重患者的心理负担，使症状加重。心理治疗的目的在于帮助患者正确认识疾病、消除心理负担，并积极配合治疗。

（3）电治疗。电除颤用于心室颤动的，是医院必备的急救设备，它还用于阵发性室性心动过速和阵发性室性室上性心动过速、心房扑动及心房颤动，将其转复为窦性心律，植入式心脏复律除颤器（ICD）可自动识别和终止阵发性室性室上性心动过速和心室颤动，用于心脏性猝死的预防。人工心脏起搏器按设置的频率有规律地发放电脉冲激动心脏，主要用于治疗各种原因引起的严重心动过缓和心脏停搏，也用于QRS波增宽的心力衰竭患者的同步化治疗。

（4）外科手术治疗。对先天性心脏病、心瓣膜病、大血管疾病、冠心病及心脏肿瘤和心包疾病，外科手术是重要的治疗方式之一。手术方式和时机的选择、围术期的处理常常需要内科医生参与。

（5）介入治疗。介入治疗是在心导管术的基础上发展起来的一种治疗技术，其创伤小、疗效确切。目前主要用于冠心病、先天性心脏病、心瓣膜病及某些快速性心律失常的治疗。

第二章　影响心血管系统
药物作用的因素与药物治疗

心血管疾病是一种全身性系统疾病，涉及大量的基因、蛋白、通路、细胞、组织间复杂的多尺度相互作用。因此，对于心血管系统的药物治疗应予以重视。本章论述患者不同生理状态对用药的要求，探究患者不同病理状态与用药原则，分析药物选择的方法，并对患者用药安全与药物选择进行探讨。

第一节　患者不同生理状态对用药的要求

一、年龄对药物选择产生的影响

（一）儿童用药

儿童时期是机体处于不断生长发育的阶段，各系统器官的功能也随年龄的增长逐渐发育成熟，各生理功能与成年人有很大差别，临床用药也有别于成年人。目前，新药临床试验一般不用婴幼儿进行临床试验，缺少相应的药动学数据，因此婴幼儿的临床用药更需谨慎。

根据儿童的解剖生理特点，儿童时期分为以下六个阶段：

第一，新生儿期，自胎儿娩出结扎脐带时开始至满28天。出生后7天内为新生儿早期，7~28天为新生儿晚期。

第二，婴儿期，1个月~1周岁。

第三，幼儿期，1~3周岁。

第四，学龄前期，自3周岁至6~7周岁入小学前。

第五，学龄期，自6~7周岁至青春期（女11~12周岁、男13~14周岁）。

第六，青春期，又称少年期，为儿童过渡到成年的发育阶段，女孩自11~12周岁至17~18周岁，男孩自13~14周岁至18~20周岁。从新生儿向成年人转变的过程中，各系统器官逐渐发育成熟，逐渐建立起正常的自身免疫体系。不同生长阶段的生理变化，导致不同的心血管系统用药特点。

新生儿的平均心率为116~146次/分，心脏排血量为180~240 mL/（kg·min），比成人多2~3倍。其血流速度快于成人，血液循环1周仅需12秒。新生儿的肌肉组织较少，皮下组织相对量大，这些部位的血液循环较差，当这些部位的血液灌注量减少时，药物可滞留于肌肉组织中，血液灌注突然改变时，进入循环的药量可意外骤增，导致血药浓度升高而中毒。这种情况下使用强心苷类药物就更加危险，此时静脉给药吸收较快，药效也较为可靠。新生儿的胃排空时间较长，可达6~8小时，因此主要在胃内被吸收的药物比预计吸收更完全，但同时减少药物在十二指肠的吸收。

新生儿和婴幼儿的膜通透性高，血脑屏障功能低于成人，有些药物可以透过血脑屏障，分布于脑组织和脑脊液中。新生儿的血浆蛋白总量较少，药物与血浆蛋白的亲和力较低，使游离药物浓度增加，作用增强。出生1周内的新生儿胆红素产生较多，此时应用阿司匹林等药物，阿司匹林会与胆红素竞争血浆蛋白，游离胆红素浓度增高，引起黄疸。新生儿的肝脏药物代谢酶系统尚不成熟，药物代谢速率较慢。出生时肝脏细胞色素P450含量仅为成人的28%左右，各种单胺氧化酶的活性约为成人的50%。葡萄糖醛酸转移酶是机体反应催化酶中最重要的一种，葡萄糖醛酸转移酶的活性在新生儿早期极低，这使大部分需要和葡萄糖醛酸结合失活的药物在新生儿体内代谢减慢，延长。

新生儿刚出生时胃液pH＞6，24小时内胃液酸度显著增加，pH降为1，因此在酸性环境中易失活的药物不易口服给药。随着胃酸分泌明显减少，出生后10天基本处于无酸状态，以后酸度又逐渐增加，到3岁达到成人水平。在此期间，需要酸性条件下才能吸收的药物不宜使用。新生儿体液占体重的比例较大，体液总量约为体重的80%，约为成人的两倍。水盐转换速率较快，水盐调节能力差，因此细胞外液中的药物浓度将被稀释，对影响水盐代谢和酸碱平衡的药物较成人敏感，若使用利尿药，会导致水、电解质代谢紊乱。

肾脏是药物排泄的主要渠道，新生儿的肾小球滤过率约为15 mL/（min·1.73 m²），仅为成人的30%～40%，出生后两周增加1倍，6个月后可达到90～130 mL/（min·1.73 m²）的成年人水平。新生儿肾小管的排泄能力为成人的20%～30%，因而对药物的肾清除能力明显较低。因此，以肾排泄为主的药物由于新生儿期清除率较低，半衰期延长，血药浓度较高，使药物有效作用时间延长而可能引起蓄积中毒，如毒毛花苷K、地高辛等。

婴幼儿的吞咽能力比较差，像片剂、胶囊吞服有一定困难，大多不愿意服药，且服用不慎会误入气管，故可以用糖浆剂、合剂等代替。对于危重患儿，应采用注射给药以及时达到有效血药浓度。儿童时期正处于生长、发育的快速阶段，其对药物的敏感性与成年人有所不同。对于阿托品类、洋地黄等耐受性较大的药物，使用时应特别谨慎。其对利尿药较为敏感，使用后可引起低钠、低钾，药量不宜过大，应间歇给药。

（二）老年人用药

老年人胃肠功能的改变影响心血管系统药物的吸收，包括胃肠道的pH、胃排空的速度以及胃肠道的血流量。老年人胃肠道的pH升高，在胃酸中易降解的药物稳定性增加，生物利用度提高。胃排空延迟，表现为药物血药浓度—时间曲线滞后。胃肠道和肝脏血流量较青年人下降，药物吸收减少，如地高辛、氢氯噻嗪的吸收明显减少。普萘洛尔因首关消除降低，血药浓度较青年人高，易产生不良反应。老年人对药物的吸收变化不大，最大的改变在于药物排泄能力的变化，即肝、肾功能的改变。老年人的肾脏重量减轻，肾脏血流量减少，肌酐清除率下降，肾组织进行性萎缩，肾素活性、醛固酮含量也相应下降。强心苷主要经肾脏代谢，如老年患者使用强心苷时易发生中毒，临床应用时应根据肌酐清除率调整剂量。肝功能随着年龄增长而自然衰退，肝微粒体酶活性随着年龄增长逐渐降低，对于首关消除显著的药物，生物利用度明显增加，如硝酸甘油、普萘洛尔、美托洛尔等。长期用药的老年人应定期检查肝、肾功能。老年人的压力感受器敏感性降低，β受体敏感性降低，因此老年患者应用β受体阻滞剂降压时易引起直立性低血压，应根据老年人的心功能状况，从小剂量开始逐渐增加至合适剂量。

老年人对利尿药、抗凝血药的敏感性增高，药理作用增强。

二、妊娠期与哺乳期对药物选择产生的影响

（一）妊娠期用药

1. 妊娠期的生理变化

妊娠早期，大量孕激素导致胃酸和胃蛋白酶的分泌量减少、胃蠕动减慢，使弱酸类药物（如水杨酸钠）的吸收减少，肠蠕动减弱，药物与黏膜的接触机会增加，从而增加了弱碱类药物（如镇痛、安眠类药物）的吸收；妊娠晚期，肺潮气量和肺泡交换量增加，吸气量增加，使吸入性药物的吸收增加。妊娠期血容量、组织间液增加，水溶性药物的分布容积变大；脂肪组织增多，脂溶性药物的分布容积也增大。

在妊娠期葡萄糖醛酸转移酶的活性降低，肝脏酶系统功能发生变化，使肝脏的生物转化功能下降，在肝、肠循环中再吸收量会增多，使药物在血液内及组织内的半衰期延长，易产生蓄积性中毒。妊娠期肾小球滤过量增加，可使某些药物的排出量增多，如妊娠期尿素、肌酐、氨基酸、葡萄糖、水溶性维生素的排出量增多，尿中含量较高。妊娠期药物可通过胎盘屏障进入羊水和胚胎，对胎儿产生作用。

2. 妊娠期常用药物级别

根据药物对胎儿的危害性，将药物分为以下A、B、C、D、X五级，具体如下：

（1）A级。在设对照组的药物研究中，在妊娠前3个月未见到药物对胎儿产生危害的迹象（并且也没有在其后6个月具有危害性的证据）。属于该类的药物对胎儿的影响甚微，是最安全的一类。

（2）B级。在动物繁殖研究中（并未进行孕妇的对照研究）未见到药物对胎儿的不良影响，或在动物繁殖性研究中发现药物有不良反应，但这些不良反应并未在设对照的、妊娠前3个月的妇女中得到证实（也没有在其后6个月有危害性的证据）。多种临床用药属于此类。

（3）C级。对动物及人均无充分研究，或动物研究证明药物对胎畜有危害性（致畸或使胎盘死亡），但没有对人类的有关观察报道。这类药物临床选用最

困难，而很多常用药都属于此类，本类药物只有在权衡对孕妇的益处大于对胎儿的危害之后，方可使用。

（4）D级。有明确证据显示药物对人类胎儿有危害性，但尽管如此，孕妇用药绝对有益（例如用该药来挽救孕妇的生命，或治疗无其他较安全的药物时治疗严重疾病）。

（5）X级。已证实对胎儿有危害，妊娠期禁用的药物。

药物的致畸性与胎儿的生长、发育阶段有关，一般认为妊娠初期前3个月是形态发育期，亦称畸形临界期，为产生畸形的主要阶段，此阶段应用有致畸毒性的药物可导致器官结构（如外观、形态、组织重量）的异常和缺陷。为防止诱发畸胎，在妊娠前3个月尽量避免服用药物，特别是已确定或怀疑有致畸作用的药物，如必须用药，应在医师或药师的指导下选用通常为无致畸作用的药物，尽量不要服用对致畸性尚未完全确认的药物。

在妊娠期中间3个月与后3个月是胎儿体内酶形成及完善期，该阶段使用某些药物可引起酶形成不足或导致基因突变，会使物质代谢停滞于某阶段而发生机体功能的缺陷。致畸药物影响胎儿的生长、发育和器官结构的完整性，尤其是脑的发育。妊娠期安全、合理、恰当地使用药物需具备以下条件：用药指征明确、已证明对灵长类动物胚胎是无害的、处方前要清楚妊娠周数、选用对药物的体内过程有清楚说明的药物。

妊娠后期使用神经节阻滞类抗高血压药可引起新生儿低血压及肠麻痹性肠梗阻。分娩前几天使用利舍平可使胎儿心动过缓、体温过低及鼻塞，继而发生新生儿呼吸困难。妊娠期使用β受体阻滞剂也可对胎儿和新生儿产生不利的影响，尤其是心动过缓，因此在妊娠以及分娩期间不宜使用。普萘洛尔可引起宫内发育迟缓、胎盘减小等一系列不良反应，包括心肌抑制、心动过缓、低血糖。硝苯地平能抑制子宫收缩，利尿药可减少胎盘灌注，影响胎儿生长。

（二）哺乳期用药

哺乳期是女性特殊的生理时期，大多数药物可通过母乳进入婴儿体内。

1. 药物进入乳汁的机理

药物经过毛细血管内皮进入细胞外液与细胞膜，血浆游离型的低分子量高脂溶性药物以被动扩散方式转运进入乳汁，离子化的水溶性药物则通过细胞膜小裂孔进入乳汁；另一种机制为与蛋白结合，通过主动转运方式进入乳汁。药物无论以被动扩散还是主动转运的方式，在乳汁/血浆中始终保持动态平衡，即药物的乳汁浓度与血浆浓度呈正相关，药物渗透到乳汁中的量取决于母亲的血药浓度水平。

2. 哺乳期心血管系统药物级别分类

第一，可用于哺乳期，如果没有已知的和理论上的用药禁忌，而且对母亲是安全的并能继续哺乳的药物。

第二，可用于哺乳期，但须监测新生儿不良反应：如果理论上可能引起新生儿不良反应，但没有观察到或偶尔有轻微不良反应的药物。

第三，尽量不用，可能减少乳汁分泌的药物。

第四，尽量不用，若使用，应监测新生儿不良反应：已有报道能引起新生儿不良反应，尤其是严重不良反应的药物。

第五，禁用，对婴儿有危险的不良反应。

三、个体基因对药物选择产生的影响

基因的遗传变异导致药物在代谢和疗效方面存在显著的个体差异，药物基因组学通过研究药物代谢酶、药物转运蛋白以及药物受体等相关基因的单核苷酸多态性对药物药动学及药效学的影响，指导临床合理用药，从而提高药物的疗效及安全性。

药物基因组学确定个体遗传基因差异对药物效应的影响，并指导临床个体化给药，探寻药物相关基因与药动学的关联性，揭开个体差异的真正原因，为个体化治疗开辟了新的途径。目前，关于心脑血管药物基因组学与药物个体化治疗方面的研究主要集中在β肾上腺素受体阻滞剂、抗血小板药物、抗凝药、降脂药等药物。

（一）β肾上腺素受体阻滞剂

β肾上腺素受体阻滞剂是治疗高血压、冠心病以及心力衰竭等心血管疾病的一线药物。目前，有关β肾上腺素受体阻滞剂疗效的个体差异的研究主要集中在CYP2D6基因多态性、β肾上腺素受体基因多态性、G蛋白基因多态性、α肾上腺素系受体基因多态性以及肾素—血管紧张素系统多态性。

慢代谢型患者服用美托洛尔后，可因药物代谢显著减慢，血药浓度大幅升高，而使低血压、心动过缓、头晕、疲劳等不良反应增多，接受美托洛尔治疗的慢代谢型患者发生严重不良事件的风险是其他代谢型患者的4.9～5.2倍；对于超快代谢患者，则可因药物代谢明显加快，血药浓度大幅降低而无效。脂溶性的β受体阻滞剂都通过CYP2D6代谢，包括美托洛尔、倍他洛尔、卡维地洛、奈必洛尔、普萘洛尔、噻吗洛尔以及阿普洛尔；水溶性的β受体阻滞剂，如比索洛尔、阿替洛尔主要经由肾脏代谢，很少或不受CYP2D6多态性的影响。

（二）抗凝血药

华法林是一种香豆素类抗凝血药，广泛用于血栓栓塞性疾病的短期和长期治疗（如深静脉血栓形成），并用于预防具有心房颤动和接受矫形外科手术的患者的卒中和全身性栓塞事件。华法林的治疗窗很窄，剂量的个体差异大，相同剂量在不同患者中可能出现抗凝不足致血栓形成，也可能出现抗凝过度导致出血风险。华法林是R–和S–对映异构体的外消旋混合物，其中，S–华法林拮抗维生素K的能力是华法林的5倍，在稳定状态下，S–华法林能够发挥60%～70%的抗凝作用。而且，华法林在应用中应规避其禁忌证。

华法林的代谢、转运、维生素K作用靶点与循环再利用通路等相关基因多态性与华法林的个体差异具有重要关系。影响华法林作用的基因主要可以分为两类：一类是与华法林代谢和作用靶点相关的基因；另一类是与体内维生素K_1代谢循环相关的基因。

（三）抗血小板药

在临床上应用较多的抗血小板药物主要包括阿司匹林和氯吡格雷。目前基因多态性与阿司匹林抵抗关系的研究主要集中在血小板糖蛋白ⅢaPLA2基因多态性、血小板内皮细胞凝集素受体1基因多态性（PEAR1）、血栓素激活途径中编码环氧化酶（COX）的基因多态性和血小板糖蛋白1B基因多态性。血小板糖蛋白Ⅲa PLA2多态性，为阿司匹林抵抗主要基因，CC基因型，行支架术后，其亚急性血栓事件发生率是TT型的5倍，需要更高剂量阿司匹林才能达到抗凝效果。血小板内皮聚集受体Ⅰ（PEARI）参与了诱导血小板接触性激活过程，PEAR1的遗传变异可能导致阿司匹林抵抗，其rs12041331基因多态性与PEAR1蛋白表达量显著相关。PEAR1AA和AG基因型者，标准治疗，心梗和死亡风险是GG基因型的2.03～3.97倍。PEAR1GG型对阿司匹林应答好，PEAR1GA型次之，PEAR1AA型最差。

氯吡格雷为不具有抗血小板活性的前药，需要在体内依赖于细胞色素P450系统（主要是CYP2C19）代谢成活性代谢物后才具有药理活性。细胞色素P450基因多态性是影响氯吡格雷药物功能的主要因素。PON1基因为GG纯合型，氯吡格雷活性代谢物水平高，血小板活性被抑制程度高，几乎无氯吡格雷抵抗风险；AG杂合型，半年后出现支架血栓的风险比为4.52，出现心肌梗死的风险比为2.3，氯吡格雷活性代谢物水平中等，血小板活性被中度抑制，有部分氯吡格雷抵抗风险；AA纯合型，半年后出现支架血栓的风险比为12.90，出现心肌梗死的风险比为4.93，氯吡格雷活性代谢物水平低，血小板活性较少被抑制，有氯吡格雷抵抗风险。

CYP2C19基因型：慢代谢型（PM）时，活性代谢产物低，氯吡格雷治疗可能无效，有较高的血栓风险；中间代谢型（IM）时，代谢能力较弱，不能完全将氯吡格雷转化为活性成分；快代谢型（EM/RM）时，活性代谢物水平高，血小板活性被抑制程度高，几乎无氯吡格雷抵抗风险；超快代谢型（UM）时，活性代谢产物蓄积，有抗凝效果，但有7％的出血风险。转运体ABCB1的基因型C3435T影响氯吡格雷被吸收入血的效率，其TT型吸收效率降低，可能影响氯吡格雷血药浓度。

（四）他汀类药

他汀类药调脂作用的疗效差异与参与他汀类代谢的酶、转运蛋白、受体和靶蛋白的基因多态性有关，包括细胞色素P450、载脂蛋白、胆固醇酯转移蛋白、P糖蛋白、低密度脂蛋白胆固醇受体蛋白及有机阴离子转运多肽等。他汀类在肝脏的代谢依赖于CYP。其中，CYP3A4和CYP3A5参与洛伐他汀、辛伐他汀、阿托伐他汀和西立伐他汀的代谢，辛伐他汀还部分经CYP2D6代谢，辛伐他汀的降脂作用与CYP2D6活性呈负相关。氟伐他汀和西立伐他汀主要被CYP2C9代谢。CYP活性较高的患者，他汀类在体内的代谢速度加快，导致有效血药浓度降低，进而使药物作用减低。

第二节 患者不同病理状态与用药原则

机体是药物发挥作用的场所，但病理状态下应用药物不仅影响机体对药物的敏感性，也可改变药物在体内的过程，从而影响药物疗效。

一、肾功能不全对药物的选择

肾功能不全是由多种原因引起的肾脏功能严重障碍，使机体在排泄代谢产物和调节水、电解质、酸碱平衡等方面出现紊乱的临床综合征，其具体分为急性肾功能不全和慢性肾功能不全。

（一）药物在肾脏内的排泄

肾脏是人体排泄药物及其代谢产物的最重要的器官。药物的肾排泄主要包括：①肾小球滤过。肾小球毛细血管内血压高，管壁上微孔较大，除细胞和蛋白质外一般物质均可无选择滤过。药物滤过方式为膜孔扩散，滤过率较高。药物若与血浆蛋白结合，则不能滤过。②肾小管重吸收。肾小管重吸收是指被肾小球滤过的药物在通过肾小管时药物重新转运回到血液的过程。③肾小管分泌。肾小管分泌也是将药物转运至尿中的过程。肾小管的上皮细胞将药物及其代谢产物从肾小管周围的组织液转运入管腔，称为肾小管分泌。

（二）肾功能不全时的药动学特征

肾功能不全时的药动学特征主要有以下四点：

第一，影响药物的分布。药物在体内的分布主要用表观分布容积来表示，可根据体内的药物含量除以血药浓度计算得到，主要受药物的脂溶性和蛋白结合率的影响。蛋白结合率大或水溶性药物的分布容积较小，而脂溶性药物的分布容积较大。肾功能不全时患者的体液增多，如水肿、腹水等，可增加药物的表观分布容积，血药浓度降低，同时血浆蛋白尤其是白蛋白浓度降低，药物与蛋白的结合率下降，药物游离部分增多，血药浓度升高。因此，肾功能不全对药物分布的影响较难判断。

第二，影响药物的吸收。轻、中度肾功能不全对药物吸收的影响较小，但晚期慢性肾病（CKD）患者胃肠道功能紊乱，对于某些治疗肾功能不全的药物，可影响其吸收速率与吸收程度，因此肾功能不全时应尽可能静脉给药，以免口服给药时因吸收率降低而影响疗效。

第三，影响药物的代谢。药物经肝脏代谢转化后大多数失去药物活性而水溶性增强，可迅速经肾脏排泄出去，肾功能不全时，某些主要经由肾脏排泄的毒性代谢产物将在体内蓄积，从而增加药物不良反应的发生率。此外，肾皮质内的活性微粒体氧化酶系统参与药物的代谢，肾功能不全亦会导致活性降低。肾功能不全导致肾性贫血，组织供氧减少，影响药物在肝脏内的代谢。

第四，影响药物的排泄。除部分药物经肝胆系统清除外，绝大多数药物主要以原形或代谢产物的形式通过肾脏排泄。肾功能减退时，药物的排泄减慢，血药浓度升高，消除半衰期延长，容易在体内蓄积。肾小球滤过率的准确测定是合理应用经肾脏排泄的药物的前提。内生肌酐清除率（Ccr）比血肌酐浓度更好地反映肾小球滤过率。测定内生肌酐清除率前需要严格禁食肉类、茶和咖啡等外源性肌酐来源物，并避免剧烈运动，停用利尿药，充分饮水后准确收集24小时尿，混匀，期间采血，分别测定血肌酐和尿肌酐浓度。内生肌酐清除率的测定操作复杂、烦琐，可行性较差，尤其是对于门诊患者。因此，目前常采用公式法计算肾小球滤过率。

（三）肾功能不全时药物的使用原则

肾功能不全患者应用抗菌药物时，其品种、剂量的调整需根据以下几个因素：肾功能损害程度；药物的毒性作用，特别是肾毒性作用的大小，应考虑对其他脏器的毒性反应；药物的体内过程，即药动学参数，尤其是药物消除半衰期的大小，药物及其代谢产物的主要排泄途径；进行透析治疗时还应考虑药物的透析性。由于存在个体差异，不同患者的肾功能损害程度与药物的体内过程各不相同，有条件时应进行血药浓度监测，据此拟定个体化给药方案，这对于肾功能严重损害者使用毒性较大的药物时尤为必要。

二、肝功能不全对药物的选择

肝功能不全是指各种导致肝损伤的因素使肝实质细胞及肝组织的正常结构长期、反复地遭受破坏，最终严重影响肝脏的各种生理功能，导致肝脏的物质代谢、胆汁合成与分泌、解毒及免疫功能的障碍。

（一）药物在肝脏内的代谢

肝脏的主要功能是物质代谢。药物的代谢反应大致可以分为氧化、还原、水解和结合四种类型，其中氧化、还原和水解为Ⅰ相反应，结合反应为Ⅱ相反应。经过代谢，其药理作用被减弱和消失，有少数药物经过代谢才能发挥治疗作用。首关效应指某些药物经胃肠道给药，在尚未吸收进入血液循环之前，在肠黏膜和肝脏被代谢，而使进入血液循环的原形药量减少的现象，也称首关消除。肝肠循环指经胆汁或部分经胆汁排入肠道的药物在肠道中又重新被吸收，经门静脉又返回肝脏的现象。此现象主要发生在经胆汁排泄的药物中，有些由胆汁排入肠道的原形药物如毒毛花苷G极性高，很少能再从肠道吸收，而大部分从粪便排出。

（二）肝功能不全时的药动学特征

肝功能不全时的药动学特征主要有以下四点：

第一，影响药物的分布。药物在体内的分布主要通过与血浆蛋白结合而转运。药物的血浆蛋白结合率主要与血浆蛋白浓度密切相关。血浆中与药物结合的蛋白质主要是白蛋白、脂蛋白和酸性糖蛋白。酸性药物主要与白蛋白结合，碱性药物主要与脂蛋白和酸性糖蛋白结合。

在肝脏患有疾病时，肝脏的蛋白合成功能减退，血浆中的白蛋白浓度下降，使药物的血浆蛋白结合率下降，血中的结合型药物减少，而游离型药物增加。虽然血药浓度测定可能在正常范围内，但具有活性的游离型药物浓度增加，使该药物的作用加强，同时不良反应也可能相应增加，尤其对于蛋白结合率高的药物，其影响更为显著。肝脏损伤时胆红素分泌增加，胆红素与药物竞争血浆蛋白上的结合位点，亦可导致游离型药物增加，血药浓度升高。

第二，影响药物的吸收。肝脏患有疾病时，肝内的血流阻力增加，门静脉高压，肝脏的内在清除率下降，内源性的缩血管活性物质在肝内灭活减少，影响高摄取药物的摄取比率，药物不能有效地经过肝脏的首关效应，使主要在肝脏内代谢清除的药物生物利用度提高，同时体内的血药浓度明显增加而影响药物的作用，而药物的不良反应发生率也可能升高。

第三，影响药物的代谢。人体内代谢药物的主要酶是细胞色素P450超家族，它们是一类主要存在于肝脏、肠道中的单加氧酶，多位于细胞内质网上，催化多种内、外源物质的（包括大多数临床药物）代谢。CYP450酶通过其结构中血红素的铁离子传递电子，氧化异源物，增强异源物质的水溶性，使它们更易排出体外。肝硬化患者的肝组织中的细胞色素P450含量降低，活性降低。

此外，肝脏损伤后，储存在肝细胞内的代谢酶释放进入血液，使血液中的酶活性升高，如丙氨酸氨基转移酶（ALT）、天冬氨酸氨基转移酶（AST）、醛缩酶、乳酸脱氢酶（LDH）以及单胺氧化酶（MAO）等；肝脏受损时，主要在肝细胞合成的代谢酶合成减少，活性降低，如凝血酶；凝血因子如维生素K依赖因子（Ⅱ、Ⅶ、Ⅸ、Ⅹ）几乎均在肝脏中合成，肝功能受损早期，白蛋白检测几乎正常，但维生素K依赖因子显著降低。

第四，影响药物的排泄。进入肝脏的药物，经肝脏代谢之后，一部分经肝静脉进入体循环，一部分随胆汁的分泌排出体外。肝脏功能受损及肝血流量减少时，胆汁分泌减少，胆道阻塞，经胆汁排泄的药物或代谢物减少，可导致药物及其代谢产物在体内蓄积。

（三）肝功能不全时药物的使用原则

肝功能不全患者用药时需考虑药动学特征和各种病理因素：①代谢途径和代谢酶的活性；②肝脏对药物的摄取率；③药物的血浆蛋白结合率；④肝血流灌注的变化；⑤肝脏疾病引起的肝内和肝外分流；⑥肝病类型。

三、低蛋白血症对药物的选择

低蛋白血症指血紫总蛋白的减少，特别是血浆白蛋白的减少，具体指血清总蛋白低于60 g/L或者白蛋白低于35 g/L。低蛋白血症不是一个独立的疾病，而是各种原因所致的氮负平衡的结果。血液中的蛋白质主要是血浆蛋白质及红细胞所含的血红蛋白。血浆蛋白质包括血浆白蛋白、球蛋白、纤维蛋白原及少量结合蛋白如糖蛋白、脂蛋白等，总量为65～78 g/L。

（一）低蛋白血症产生的原因

低蛋白血症产生的原因主要有以下四点：

第一，蛋白摄入不足或吸收不良。各种原因引起的食欲缺乏及畏食，如严重的心、肺、肝、肾脏疾患，胃肠道淤血，脑部病变；消化道梗阻，摄食困难如食管癌、胃癌，以及慢性胰腺炎、胆道疾患、胃肠吻合术所致的吸收不良综合征。

第二，长期大量的蛋白质丢失。如消化道溃疡、痔疮、钩虫病、月经过多、大面积创伤渗液等均可导致大量血浆蛋白质丢失；反复腹腔穿刺放液、终末期肾病腹膜透析治疗时可经腹膜丢失蛋白质；肾病综合征、狼疮性肾炎、恶性高血压、糖尿病肾病等可有大量蛋白尿，蛋白质从尿中丢失；消化道恶性肿瘤及巨肥厚性胃炎、蛋白漏出性胃肠病、溃疡性结肠炎、局限性肠炎等也可由消化道丢失大量蛋白质。

第三，蛋白质合成障碍。各种原因的肝损害使肝脏的蛋白合成能力减低，血浆蛋白质合成减少。

第四，蛋白质分解加速。如长期发热、恶性肿瘤、皮质醇增多症、甲状腺功能亢进等，使蛋白质分解超过合成，而导致低蛋白血症。

（二）对药物蛋白结合率的作用

药物起效依赖于血液中的游离药物浓度。药物与血浆蛋白的结合率取决于药物与血浆蛋白的亲和力及血浆蛋白的量，白蛋白是结合容量最大的血浆蛋白。当患者发生低蛋白血症时，药物与蛋白的结合率降低，血中的游离药物浓度升高，易发生中毒反应。

第三节 药物选择方法

一、不同类药物的选择

（一）抗高血压药物

1. 疾病描述

临床上高血压分为两类：第一类为原发性高血压，又称为高血压病，主要临床表现为血压升高，为病因尚不明确的独立疾病，占所有高血压患者的90%以上；另一类为继发性高血压，又称症状性高血压，病因明确，是某种疾病的临床表现之一，血压暂时性或永久性升高。

2. 药物分类

常用的降压药物包括钙通道阻滞剂（CCB）、血管紧张素转化酶抑制剂（ACEI）、血管紧张素Ⅱ受体拮抗剂（ARB）、利尿药和β受体阻滞剂五类，以及由上述药物组成的固定配比复方制剂。此外，α受体阻滞剂或其他种类的降压药有时亦可应用于某些高血压人群。

3. 抗高血压药物的选择

CCB、ACEI、ARB、利尿药和β受体阻滞剂及其低剂量固定复方制剂这五大类降压药物均可作为降压治疗的初始用药或长期维持用药，单药或联合治疗，但应根据患者的危险因素、亚临床靶器官损害以及合并临床疾病情况合理使用药物，优先选择某类降压药物。CCB、ACEI、ARB等与传统的降压药物如噻嗪类利尿药、β受体阻滞剂相比，药物之间的差别总体很小，但就特定并发症而言仍有较大差别，如脑卒中，CCB的作用较强。不同的联合治疗方案可能有较大差别，比如CCB和ACEI联合治疗与ACEI和噻嗪类利尿药联合或β受体阻滞剂和噻嗪类利尿药联合相比，可以更有效地预防各种心脑血管并发症的发生。

（二）抗心力衰竭药物

1. 疾病描述

心力衰竭（简称心衰）是由于任何心脏结构或功能异常导致心室充盈或射血能力受损的一组复杂的临床综合征，主要临床表现为呼吸困难和乏力（活动耐量受限）以及体液潴留（肺淤血和外周水肿），为各种心脏疾病的终末阶段，发病率高。依据左心室射血分数（LVEF），心力衰竭可分为LVEF降低的心力衰竭（HF-REF）和LVEF保留的心力衰竭（HF-PEF）。HF-REF指传统概念上的收缩性心力衰竭，HF-PEF指传统概念上的舒张性心力衰竭。

根据心力衰竭发生的时间、速度和严重程度，其分为慢性心力衰竭和急性心力衰竭。在原有慢性心脏疾病的基础上逐渐出现心力衰竭症状、体征的为慢性心力衰竭；慢性心力衰竭症状、体征稳定1个月以上称为稳定性心力衰竭；慢性稳定性心力衰竭恶化称为失代偿性心力衰竭，若失代偿性心力衰竭突然发生则称为急性心力衰竭，急性心力衰竭的另一种形式为心脏急性病变导致的新发心力衰竭。依据心力衰竭发生、发展的过程，从心力衰竭的危险因素进展成结构性心脏病，出现心力衰竭症状，直至难治性终末期心力衰竭，可分成前心力衰竭（A）、前临床心力衰竭（B）、临床心力衰竭（C）和难治性终末期心力衰竭（D）四个阶段。

2. 药物分类

常用的抗心力衰竭药物有β受体阻滞剂、利尿药、强心苷类、CTB、血管扩张药、抗凝药物、HMO-CoA还原酶抑制剂（如他汀类），以及醛固酮受体拮抗剂等。

3. 药物的选择

慢性心力衰竭利尿药，有体液潴留证据的所有心力衰竭患者均应给予利尿药（Ⅰ类，C级）。常用的利尿药有袢利尿药和噻嗪类利尿药。首选袢利尿药如呋塞米或托拉塞米，特别适用于有明显的体液潴留或伴有肾功能受损的患者。噻嗪类利尿药仅适用于有轻度体液潴留、伴有高血压而肾功能正常的心力衰竭患者。新型利尿药托伐普坦是血管加压素V_2受体拮抗剂，具有仅排水不利钠的作用，对伴顽固性水肿或低钠血症者疗效更显著。利尿药的使用可激活内源性神经内分泌系统，特别是肾素—血管紧张素—醛固酮系统和交感神经系统，故应与ACEI、ARB或β受体阻滞剂联用。

（三）冠状动脉粥样硬化性心脏病治疗药物

1. 疾病描述

冠状动脉粥样硬化，斑块渐渐增多，造成动脉腔狭窄或阻塞，导致心肌缺血缺氧而引起的心脏病称为冠状动脉粥样硬化性心脏病，与冠状动脉功能性改变即冠状动脉痉挛一起统称冠状动脉性心脏病，简称冠心病，又称缺血性心脏病。冠心病分为五种类型：隐匿型、心绞痛型、心肌梗死型、心力衰竭型，以及猝死型。最常见的是心绞痛型，最严重的是心肌梗死和猝死型。

2. 药物分类

常用的抗缺血药物有硝酸酯类及亚硝酸酯类药物、β受体阻滞剂、CCB、ACEI、代谢类药物、降脂药物、抗血小板药物、抗凝药物、溶栓药物等。

3. 药物的选择

第一，动脉粥样硬化的治疗，应用降血脂药物与抗血小板药物。

第二，不稳定型心绞痛（UA）和非ST段抬高型心肌梗死（NSTEMI），应用硝酸甘油、β受体阻滞剂、长效二氢吡啶类CCB（均为Ⅰ类推荐）抗心绞痛和心肌缺血，对于左心室收缩功能障碍或心力衰竭、高血压及合并糖尿病的患者应使用ACEI；抗血小板治疗推荐联合使用阿司匹林和氯吡格雷9～12个月，接受药物洗脱支架的患者联合用药不少于12个月。

第三，慢性心肌缺血综合征，无禁忌证的患者均应服用阿司匹林，对阿司匹林过敏或不能应用时改用氯吡格雷替代治疗。无禁忌证的心肌梗死后稳定型心绞痛患者均应服用β受体阻滞剂。所有患者均应服用他汀类药物以达到调脂目标。合并糖尿病、心力衰竭、左心室功能不全、高血压及心肌梗死左心室功能不全的患者均应用ACEI。所有明确的冠心病患者均使用ACEI。

二、同类药物的选择

（一）β受体阻滞剂药物

1. β受体阻滞剂的作用与分类

交感神经系统的激活，首先通过增加肾血管阻力，促进肾素释放，后者进一步激活肾素—血管紧张素系统（RAS）；促进抗利尿激素分泌导致水钠潴留；使血管壁的张力和对钠的通透性增加，并使血管对收缩血管物质的敏感性增加，从而增高外周血管阻力；产生对心脏的正性变时、变力作用从而导致心排血量增加。交感神经系统的过度激活导致不同程度的心血管事件。交感神经活性主要由 $â_1$ 受体和 $â_2$ 受体介导。

β 受体阻滞剂可分为非选择性 β 受体阻滞剂、选择性 β 受体阻滞剂、新型非选择性 β 受体阻滞剂；亦可分为脂溶性和水溶性 β 受体阻滞剂。

2．β 受体阻滞剂的选择

β 受体阻滞剂临床上用于高血压、心力衰竭、抗心律失常、改善心脏功能和增加左心室射血分数等。非选择性 β 受体阻滞剂临床常用的有普萘洛尔、噻吗洛尔、索他洛尔、左布诺洛尔、氧烯洛尔、阿普洛尔、吲哚洛尔及卡替洛尔等。前四者无内在拟交感活性，后四者有内在拟交感活性。其中，索他洛尔主要用于抗心律失常，噻吗洛尔、左布诺洛尔及卡替洛尔主要用于治疗青光眼。选择性 β 受体阻滞剂临床常用的有比索洛尔、阿替洛尔、美托洛尔、倍他洛尔、艾司洛尔、贝凡洛尔、醋丁洛尔和普拉洛尔等。前六者无内在拟交感活性，后两者有内在拟交感活性。

艾司洛尔主要用于抗心律失常，倍他洛尔、普拉洛尔主要用于治疗青光眼。新型非选择性 β 受体阻滞剂临床常用的有拉贝洛尔、阿罗洛尔、卡维地洛等。第一代非选择性 β 受体阻滞剂由于对 $â_1$ 受体的选择性差，同时能阻滞 $â_2$ 受体，因此不良反应大，且药物之间的相互作用广泛。第二代选择性 β 受体阻滞剂对心脏的选择性强，不良反应小，脂溶性强的药物如美托洛尔及脂水双溶高度选择性的比索洛尔可在显著降压的同时，降低脑卒中及心血管病死率。第三代新型非选择性 β 受体阻滞剂为扩张血管的 β 受体阻滞剂，对血糖、血脂及胰岛素敏感性的影响较小，能扩张肾脏血管，用于肾性高血压，拉贝洛尔对老年性高血压效果好。临床应根据 β 受体阻滞剂的作用机制、理化性质、临床疗效、不良反应及疾病特点，选择合适的药物。

（二）硝酸酯类

1．硝酸酯类药物的作用与分类

硝酸酯类药物通过提供外源性一氧化氮（NO）分子而起到扩张静脉、小动脉、冠状动脉作用。此外，还可通过促进合成前列环素（PGI_2）、抑制血栓素 A_2（TXA_2）、增加血小板内的环磷酸鸟苷（cGMP）浓度，从而起到抗血小板聚集及阻滞血小板活性作用，并通过抑制血管平滑肌增殖、延缓心室肥厚及心室腔扩张，改善心室重构。硝酸酯类药物主要分为五类：四硝（戊四硝酯）、三硝（硝酸甘油）、二硝（硝酸异山梨酯）、单硝（单硝酸异山梨酯）及亚硝（亚硝酸异戊酯），临床常用的是三硝（硝酸甘油）、二硝（硝酸异山梨酯）和单硝（单硝酸异山梨酯）。

2. 硝酸酯类药物的选择

硝酸甘油主要用于控制缺血发作，硝酸异山梨酯和单硝酸异山梨酯主要用于预防缺血发生。硝酸酯类药物的优化选择取决于硝酸酯类药物的药动学性质、禁忌证等。例如，硝酸甘油口服存在明显的肝脏首关效应，可迅速被肝代谢，生物利用度约10%，若舌下或颊黏膜给药，大部分药物可避免进入肝脏而入体循环。静脉给药可避免首关效应，多用于急性心肌缺血发作、急性心力衰竭、心源性肺水肿、高血压危象及急症高血压等。硝酸异山梨酯无肝脏首关效应，口服用于预防心绞痛发作，舌下含化用于心绞痛急性发作，缓释制剂用于长期治疗，静脉制剂同硝酸甘油。

（三）钙通道阻滞剂药物

1. 钙通道阻滞剂的作用

钙通道阻滞剂（CCB）是临床广泛应用的一类心血管药物，钙通道阻滞剂包括二氢吡啶类、非二氢吡啶类。二氢吡啶类CCB通过与细胞膜L-型钙通道α_1亚单位特异性结合，阻滞细胞外的Ca^{2+}经电压依赖性L-型钙通道进入血管平滑肌细胞内，减弱兴奋收缩耦联，降低阻力血管的收缩反应性。其血管选择性较高，主要影响小动脉和毛细血管前括约肌，对静脉平滑肌影响很小。因此，可以通过降低血压来降低心脏的后负荷，减小室壁应力，减少心肌氧耗量。此类药物还能扩张冠状动脉，拮抗冠状动脉痉挛，增加冠状动脉血流量。

2. 钙通道阻滞剂的选择

二氢吡啶类钙通道阻滞剂的适应证除以往的老年高血压、周围血管病、单纯收缩期高血压、稳定型心绞痛、颈动脉粥样硬化外，后又新增加了冠状动脉粥样硬化。二氢吡啶类钙通道阻滞剂无绝对禁忌证，降压的同时能有效预防卒中及冠状动脉粥样硬化性心脏病（冠心病），其在我国的高血压防治中起重要作用。非二氢吡啶类钙通道阻滞剂也可用于降压治疗，适用于高血压合并心绞痛、颈动脉粥样硬化、室上性快速性心律失常患者。钙通道阻滞剂的常见不良反应包括抑制心脏收缩及传导功能、牙龈增生。因此，高度房室传导阻滞、心力衰竭患者不宜推荐。

第四节　患者用药安全与药物选择

一、用药的禁忌证

某些疾病或体征在使用特定药物后会引起严重的不良后果，这些疾病或体征是为该药的禁忌证。在临床上，禁忌证分为绝对禁忌证和相对禁忌证。绝对禁忌证是指在具体给药上应绝对禁止使用；相对禁忌证是指对顾忌的指征应当顾忌，尽量不用或改用替代药物。

药物的禁忌证是决定药物选择的重要因素，是安全合理用药的前提，在选择药物时必须高度重视禁忌证，特别是药物的绝对禁忌证，这是安全治疗的重要保障。药物的禁忌证在特殊人群用药中应尤为重视，比如孕妇或哺乳期妇女、老年人以及儿童用药，必须严格避免禁忌证。同类药物治疗同种疾病时可能有不同的禁忌证，如肝功能不全患者必须使用他汀类药物时，瑞舒伐他汀和普伐他汀相比阿托伐他汀和辛伐他汀，对肝功能的影响较小。不同类药物治疗同种疾病时也可能有相同的禁忌证，如 β 受体阻滞剂和非二氢吡啶类药物在治疗心力衰竭时，在不稳定期均应避免使用。

二、药物之间的相互作用

药物之间的相互作用，其通常指两种或两种以上药物同时或在一定时间内应用后，药物在机体内因彼此之间的交互作用而产生复合效应，可表现为药效加强或减弱，副作用增加或减少，甚至出现一些新的不良反应。药物相互作用从机制上主要分为理化相互作用、药动学相互作用和药效学相互作用。

（1）理化相互作用。可见的配伍变化表现为沉淀、氧化、分解，不可见的配伍变化表现为水解反应、效价下降、聚合变化等，可影响药物的生物利用度。溶剂使用不当可改变药物的稳定性，导致药物结构发生变化，药品的溶解度降低，导致不良反应发生。理化相互作用常在体外配伍时发生。

（2）药动学相互作用。其主要体现在以下三点：

第一，影响药物分布的相互作用。与血浆蛋白结合率高的、分布容积小的、安全范围窄的及消除半衰期较长的药物易受其他药物置换与血浆蛋白结合而使作用加强。如香豆素类抗凝药及口服降血糖药易受阿司匹林等解热镇痛药置换而分别产生出血及低血糖反应。

第二，影响药物吸收的相互作用。主要包括：①影响胃排空和肠蠕动，西沙必利促进胃排空，可使胃中的其他药物迅速转入肠道，使其在肠道的吸收提前。抗胆碱药物抑制胃肠蠕动，使同服的药物在胃内滞留而延缓吸收。②影响消化液分泌或改变胃肠道pH，消化液是某些药物吸收的重要条件，如硝酸甘油片（舌下含服）需要充分的唾液帮助其分解和吸收，若同服抗胆碱药物，会导致唾液分泌减少而降低硝酸甘油的药效。

第三，影响药物排泄的相互作用。改变尿液的pH，竞争转运载体，影响药物排泄。碱化尿液可加速酸性药物自肾排泄，减慢碱性药物自肾排泄；反之，酸化尿液可加速碱性药物排泄，减慢酸性药物排泄。水杨酸盐竞争性抑制甲氨蝶呤自肾小管排泄而增加后者的毒性反应。

（3）药效学相互作用。药效学方面的药物相互作用是指一种药物增强或减弱另一种药物的生理作用或药物效应。药物可通过对靶位的影响，作用于同一生理系统或生化代谢途径，或改变药物输送机制、改变电解质平衡等多种方式产生相互作用，最终产生协同或拮抗作用。药理效应相同或相似的药物合用时可能发生协同作用，药物的主要药理作用及副作用均等于或大于单用效果之和。

最常见的协同作用类型是对同一系统、器官、细胞或酶的作用。氢氯噻嗪是老年高血压及充血性心力衰竭患者的常用药，长期服用可引起血钾减少，低血钾时心肌应激性增强，心肌对强心苷的敏感性增强，易引起心率加快、心律失常。两种或两种以上药物作用相反，或发生竞争性或生理性拮抗作用，表现为联合用药时的效果小于单用效果之和。药物还可通过生理、生化控制链发生拮抗作用，如青霉素对生长繁殖旺盛的细菌有强大的杀菌作用，而对静止期细菌作用弱。药物亦能通过改变输送机制产生作用，一些作用于去甲肾上腺素能神经末梢的药物，在其他药物的影响下不能到达作用部位。

三、药物不良反应和用药错误

（一）药物的不良反应

药物不良反应是指合格药品在正常用法用量下出现的与治疗目的无关的或有害的反应，其诱发因素是药物本身固有的药理作用或毒性作用。如血管紧张素转化酶抑制剂卡托普利在治疗高血压的同时也有可能引起咳嗽，其诱发干咳或剧咳的发生率为0.7%～6%，多发生在对该药敏感的人中，且与剂量大小无关。伴有哮喘者服用该药时更易发生咳嗽，其常常被误认为哮喘病情加重而被忽略，药师在临床中遇到此类情况需慎重识别，应考虑到是疾病因素还是药物因素所致，进行分析并与医师进行交流。

另外，药物不良的相互作用在联合用药过程中常有发生，甚至可造成严重后果。如抗凝血药华法林与抗血小板药阿司匹林合用会增加出血倾向，在用药监护中应予以关注。心血管系统疾病用药特别是伴有多种基础性疾病需要联合用药，及孕妇、儿童、老年患者等特殊人群用药时，需要全面考虑药物的理化性质、药理、毒理及药动学过程等，优化治疗方案。对于不良反应大，甚至可能给患者造成严重不良反应的药物，非使不可时要权衡是否利远大于弊，否则应尽量不用。

（二）患者用药错误

用药错误是指任何可预防的、可导致不合理用药或患者伤害的事件。药物治疗过程涉及若干环节，包括开具处方（医师）—药物调剂（药师）—给药操作（护士）—接受治疗（患者），其中任何一个环节出现错误均可导致治疗不当，甚至造成严重后果。

第一，医师开具处方环节。医师开具处方环节包括处方错误、转抄错误等，如药物选择、剂量、剂型、数量、给药途径、浓度和给药速率等医嘱错误。

第二，药师调剂处方环节。药师调剂处方环节包括调剂错误、发放过期药品等。药品包装相似或名称相似的药品易出差错，如阿糖胞苷与阿糖腺苷。

第三，护士给药操作环节。护士给药操作环节包括给药技术错误、给药时间错误。如有些缓控释制剂需建议患者整片或整粒吞服；有些缓控释制剂（如硝苯地平控释片）服用后药物骨架不被吸收，排出体外的骨架酷似完整的药片，故需提前告知患者，以免引起患者误解。

　　第四，患者使用药物环节。患者使用药物环节包括患者依从性错误等。此外，还包括监测错误及其他错误等。药师参与是减少用药错误的关键环节。一方面，药师的本职工作是调配处方，可通过合理优化调配流程、药房管理等减少用药错误；另一方面，临床药师可通过协助医师开立正确处方，协助护士改进给药操作流程，进行患者用药教育，出院患者带药教育，转入、转出患者的药物重整等减少用药错误。

第三章　心血管药物治疗方案的制订

心血管疾病是一种全身性系统疾病，涉及大量的基因、蛋白、通路、细胞、组织间复杂的多尺度相互作用。本章主要从药物治疗方案基本过程和影响因素、临床诊断与药物治疗、临床监护与药物治疗、药动学与药物治疗、药效学与药物治疗、药物警戒与药物治疗、循证医学与药物治疗和特殊人群与药物治疗几方面进行分析。

第一节　药物治疗方案基本过程和影响因素

临床药物治疗过程主要围绕患者、疾病、药物三个方面进行。治疗方案的制订需要分析这三个方面的因素，进而确定先治和后治、对因和对症、治标和治本、局部治疗和整体治疗、近期效果和远期目标、药物疗效与安全性、治疗效果与风险成本等的关系与取舍。

一、药物治疗方案的基本过程

（一）临床诊断的明确，对症选择治疗

明确的诊断基于对疾病病理学过程的正确认识。在此基础上，针对疾病发生、发展的关键环节决定治疗措施，促使病情向预期方向转归。在诊断不明的情况下盲目地对症治疗，有时会造成严重后果。实际工作中，有时明确诊断的依据可能并不充分，而治疗又比较迫切，可拟定一个初步诊断，进行试探性治疗。

（二）治疗目标的确定，治疗方案的选择

治疗目标是确立疾病治疗的最终结果。治疗目标的确定往往需要与患者的远期生活质量以及病理生理状态相适应。例如，控制高血压是高血压治疗的首要目标，但治疗目标不仅是严格控制血压，更应降低心脑血管疾病的病死率，药物治疗方案的选择不仅需要及时有效地降低血压，更应有效地降低远期心脑血管事件的发生率。评估治疗方案有效性的标准也相应地侧重于心脑血管事件，而并非仅仅血压一个指标。治疗目标的确定同时也成为对治疗结果的期望，也是医患双方对最终治疗结果的评估标准。医疗的目标是帮助患者恢复或保持健康，减少疾病，减轻痛苦，保留或恢复受损器官组织的功能，最大限度地使患者获得高质量的生活。

（三）患者情况的分析，治疗方案的细化

同一治疗目标往往有多种治疗方案，每种治疗方案又有多种治疗药物可供选择，但是并非每一方案都适用于所有患者。需要综合考虑患者的具体情况，按照安全、有效、经济的原则确定治疗药物的种类、给药剂型、给药剂量、给药频率和治疗疗程。除了考虑患者一般病理生理情况外，还应着重关注患者其他病史、伴发疾病以及伴随用药情况。例如，选择阿司匹林预防心血管疾病，有必要分析男性和女性患者对阿司匹林的不同反应，按照患者年龄权衡药物治疗的风险，同时应了解患者过去是否服用过阿司匹林，是否发生过不良反应，有无溃疡病史等，如果同时罹患其他疾病，考虑拟选择方案与原有治疗方案可能的相互干扰，药物是否存在某种疾病禁忌证、药物是否存在相互作用等。

（四）按照药物特点，调整治疗方案

药物的药效学和药动学特征，决定了药物针对某种疾病的有效性。例如，有些抗菌药物虽然对某种细菌敏感，但是难以透过血—脑屏障，就不能将其选作中枢感染的用药。同类药物的各个品种的吸收速率和程度、代谢程度和速度、体内分布的组织范围及排泄途径不尽相同，则给药方案也会不同。有时必须选用某种药物，而患者消除该药物有关的主要器官发生病变时，则需对基于功能正常的给药方案进行相应调整。

（五）治疗方案的制订，教育方案的实施

选择了适合患者的药物治疗方案，表面看来是药物治疗决策过程的结束，但对于药物治疗来说，却是开端。再好的治疗方案，如果患者不依从治疗或不正确用药，仍然不能获得预期的疗效。随着人们保健意识的增强和保健知识水平的提高，患者已不愿意仅被当作药物治疗的被动接受者，而是希望成为治疗的参与者。所以，临床医药工作者应向患者提供必要的信息，指导其合理用药，使患者成为知情的治疗合作者。向患者解释治疗远期目标与近期效果的区别，有效的交流可以使患者对自己疾病的治疗效果产生正确的预期。

（六）临床反应的监测，治疗方案的修订

确立治疗目标的同时，也确定了反映疗效的观测指标和远期效果评价指标，观测指标主要是指临床的症状指标，而评价指标主要是指评价治疗方案效果的远期指标。例如，治疗高血压的观测指标可能包括血压值、头晕等症状，而评价指标则主要有高血压病死率，心肌梗死、脑卒中等心脑血管事件的发生率等。所以，应在治疗过程中对这些指标进行密切监测，以评估治疗效果，进行适度干预，决定继续、适时调整或是终止治疗方案。对具体患者，"首选"药物和"标准"方案并不一定产生最佳治疗效果。虽然基因型测定和治疗药物监测等措施有助于个体化用药，但临床优化药物治疗的最实用方法仍然是"治疗——评估——治疗"的反复尝试。必要时，需要重新进行上述循环步骤。

二、药物治疗方案的影响因素

目前的医学仍然属于经验科学，大部分疾病的诊断和治疗决策仍是基于对既往诊断和治疗的经验总结。药物治疗方案是临床医务工作者综合分析具体患者的疾病种类及发生发展特点、患者自身的特点后而制订的，决策过程中必然受到多方面的影响。

（一）复杂多变的病情

疾病是一个不断发展的病理过程，是机体内矛盾的各个方面不断转化的结果。临床诊断通过对临床资料加以整理、分析和推论，做出初步诊断。但疾病是复杂的，即使同一种疾病也可能有不同表现，同样表现可能源自不同疾病。患者对疾病主观体会的表述、疾病的表现和变化均可影响临床诊断和观察结果，进而

影响治疗方案的制订和实施。由于客观条件限制，或者由于疾病本身矛盾还没有充分暴露出来，初步诊断可能正确，也可能部分正确，甚至可能是错误的。并且，病情会不断地发展、变化，会发生并发症，如果并发症发展迅速、表现明显，可能会成为当前的主要矛盾，而治疗方案也应随之调整。

（二）个体差异的患者

对于同一种疾病，不同的患者会有不同症状表现和程度差异。诊断的差异必然会导致治疗方案的差异。对于正常治疗量的同一药物，在给药剂量、给药方法和给药频率相同的条件下，多数人会达到预期相似的治疗效果，但个体间在药理效应、药动学和不良反应方面经常存在明显的差异。比如，相同剂量的普萘洛尔、异烟肼等药物在体内的血药浓度彼此可相差几倍到几十倍。患者由于遗传因素而产生的个体差异不仅影响药物的吸收、代谢等药动学过程，还影响体内受体种类、数量等药效学相关因素，临床疗效自然差异较大。患者对治疗的不依从可能导致医务工作者在监测治疗结果时做出错误判断。将患者不依从而造成的治疗失败误认为是诊断错误或所采用的药物治疗无效，从而有可能进一步导致额外的检测检查、增加剂量、更换毒性及费用更高的二线药物等错误决策，使患者承受更大的药品不良反应风险和经济损失。

（三）有临床经验的医生

疾病的诊断和治疗是医务工作者通过对临床资料加以整理、分析和推论做出判断的过程。这是一个主观过程，必然受到医务工作者本身技能素质和知识水平的制约。医务工作者的技能素质和知识水平不仅决定着对疾病的认识、诊断的正确与否，还决定着治疗方案的适当与否。

循证医学得到了大多数医务工作者的重视，即在维护患者健康过程中主动、审慎地应用最新证据做出决策。在这一决策过程中，医务工作者是关键，其将个人临床经验、最佳研究证据与患者具体情况有机地结合，按照临床需要解决问题，找到最适宜的证据，将最适宜的诊断方法、安全有效的治疗和康复方法应用于临床实践。

（四）相互作用的药物

药物相互作用为同时或相继使用两种或两种以上药物时，其中一种药物作用的强弱、持续时间甚至性质受到另一药物的影响而发生明显改变的现象。这种影响是单独应用药物时所没有的，往往需要对治疗方案进行适当调整。药物相互作用可以表现为药物体外配伍禁忌的药剂学相互作用，还可以表现为药物在吸收、分布、代谢和排泄等任一过程变化中的药动学相互作用，也可以表现为药物因作用受体的异同而产生生物效应的增强或拮抗的药效学相互作用。相互作用的影响可能有利于治疗，也可能出现有害的反应。相互作用虽然可造成一定不良后果，但鉴于临床治疗的需要，仍可以在密切观察下使用。例如，异烟肼与利福平合用可能升高中毒性肝炎的发生率，但其临床效果肯定、不易发生耐药性，属于常用抗结核联合治疗方案。若联合应用会出现严重的毒性反应，则需要调整剂量、更换药物和改变给药方案。为了避免出现这些有害反应，应该在保证疗效的情况下，尽量减少合用药物数量，或者选择药物相互作用可能性小的药物。应该对高风险人群和使用治疗窗窄小药物的患者提高警惕。

第二节　临床诊断与药物治疗

对疾病的正确预防和治疗，取决于正确的临床诊断。成功的药物治疗是对正确临床诊断的印证。

一、临床诊断分析

有效的药物治疗措施立足于正确的临床诊断。因此，在制订药物治疗方案之前，必须对患者的疾病情况做充分的了解、详细的检查和仔细的分析，从而做出正确的诊断。临床工作中，患者个体间存在很大差异，机体的反应状态和抗病能力也有很大不同，同一疾病在不同的患者身上的临床表现会有很大不同，因而影响着诊断的正确获得。完整的诊断能反映患者所患疾病的全部信息，包括疾病的发生原因、发生部位、发生过程、变化进程情况，也包括药物治疗所需要的有关信息。其主要内容包括以下三方面：

（一）临床病因诊断

引起疾病的因素大致可分为内外两类：一是外因，如感染、外伤、中毒、理化和环境因素等；二是内因，如免疫、遗传和代谢方面紊乱或者缺陷等。病因诊断阐明了引起疾病的本质因素，这是实施药物治疗的目标所在。但是，引起疾病的因素是相当复杂的，诸多因素之间相互依赖、相互促进，各种因素在其中所起的作用也不尽相同，并且不是一成不变的。许多致病因素是通过流行病学研究获得的，对它们的完全认识需要一个过程。病因诊断应抓住主要矛盾，关注常见的、与疾病进程关系密切的致病因素，并应分析清楚各种因素的因果关系。理顺各种关系，分清轻重缓急，方能有的放矢，采取相应的治疗措施。病因诊断是一个相对概念，许多疾病目前尚无法确定病因，属于"原发性"疾病，对这些疾病的病因诊断还存在一定的困难，药物治疗的效果也有一定的局限性。

（二）临床病理形态诊断

病理形态诊断即病理解剖诊断，可以确定病变部位、范围、性质，以及组织结构的改变等信息。这些信息对制订药物治疗方案具有重要意义。药物只有到达病变或者引起病变的部位，才能发挥其应有的作用。明确了病因，明确了病变部位、性质和组织结构，选择具有相应理化性质和药动学特征的药物，制订合理给药方案，方能实现预期的治疗目标。

（三）临床病理生理诊断

病理生理诊断即功能诊断。判断疾病引起功能改变的情况，估计疾病进展阶段、预后转归，是确定治疗目标的关键。治疗的目标不仅是治愈疾病，更应着眼于减少器官和组织功能的丧失——防止病残或者死亡的发生。临床目标的不同，决定了药物治疗方案的差异，初步诊断是否正确，需要在后续的临床实践中做进一步验证或者深化。比如，在临床观察中继续发现不断涌现的阳性或者阴性症状及体征，或者在初步诊断的基础上主动进行更具有针对性的检查及检验，以求达到明确疾病，揭示病因，为临床治疗确定方向。疾病是复杂的，其受到多种因素的影响和制约，不可能一次诊断就完全正确和全面。临床诊断还会因时间推移、外在环境或患者体质、代谢、应激、免疫等因素的影响而发生变化，所以，需要在临床监护及药物治疗过程中再修正或者补充。

二、药物治疗分析

药物治疗是一种通过药物对人体或者病原体生理功能或者生化过程进行调节，纠正人体病理生理变化或消除致病因素，以达到控制疾病发展，促进身体康复目的的治疗方法，是人类与疾病作斗争、维护人类健康的重要手段，但不是唯一的方法。药物毕竟作为机体的外源性物质，有可能干扰机体的生理生化过程，其许多性质还尚未被认识清楚，在某些个体中可能出现意外的作用，成为新的致病因素，这样不仅贻误病情，还可能引发药源性疾病，甚至造成灾难性后果。所以，充分掌握药物的作用规律，选择恰当的治疗方案，实施临床合理用药，是药物治疗成功的关键。

任何一种药物对人体兼有祛除病痛、引起不良反应的作用，利弊俱在。药物治疗方案的评估是分析药物治疗方案的优点和禁忌证、权衡利弊多寡和风险大小的过程。评估原则即合理用药原则：安全、有效、经济。药物治疗方案的安全性是首要关注的问题，应采信经过循证医学研究证实的结论。任何药物治疗均有一定的风险，无法追求绝对的安全，只能选择最佳的获益与风险比。只有选择了正确的药物，才可能出现相应的治疗效应。

针对明确的治疗目的选择和评估药物治疗方案，通常需要考虑：对于既定诊断是否需要药物治疗？如果需要，药物治疗方案有几大类？每一类的针对性如何？有何局限？奏效快慢？成功率如何？风险如何？有无人群差异？远期效果如何？方案实施方便性如何？患者接受度如何？经济学优势如何？如果长期用药，药物治疗抗干扰程度如何？是否容易受其他因素影响？

三、药物治疗与临床诊断关系

疾病是一个不断发展的病理过程，矛盾的各个方面不断地转化，对疾病的正确认识需要通过实践、认识、再实践、再认识的过程。诊断的过程就是认识疾病、了解患者的过程，通过对临床资料加以整理、分析和推论做出初步诊断，但对疾病认识的过程并没有结束。药物治疗过程是在实践中验证诊断的认识过程，也是一个反复认识的过程。事实上，这两个过程不是孤立的，而是相互关联、相互依存的。由于病情会不断地发展、变化，患者和医务工作者均不能等待，也不允许在无控制措施的情况下，任凭疾病在自然进展中去证实诊断的正误，所以，按照初步诊断提供的方向进行试验性药物治疗是医疗上通行的做法。试验性治疗的正性或者负性结果都可以作为明确诊断、完善药物治疗方案的依据。如果初步诊断是正确的、合乎实际的，通过采取合理恰当的药物治疗，病情的转变与预先设想的情况发展一致，那么，这个认识可以被认为是正确的。然而，往往由于客观条件限制，或者由于疾病本身矛盾还没有充分暴露出来，因而初步诊断可能完全正确，也可能部分正确，甚至可能是错误的。因此，在随后的医疗实践中，仍然需要不断收集临床资料，汇总分析，以随时部分地或者全部地修改原来的诊断结论，药物治疗方案则相应地调整或者更换。如果用药后病情迅速好转，并可排除自然好转的可能性时，一般可证实其诊断正确；如果用药后病情无好转，一般不支持但也不能完全排除该疑似诊断，因为可能还有其他未查明的并发疾病。

药物治疗若没有实现预期目标，则应该分析是诊断问题，还是药物治疗方案的问题，应重新评估临床诊断，与此同时应评估影响药物治疗作用发挥的诸多环节和因素，找出可能的问题，重新评估药物治疗方案，付诸治疗，再评估，即"治疗—评估—修正治疗—再评估"的反复试验性治疗。把药物治疗后取得的疗效归功于药物的评价也要慎重。有些自限性疾病，如急性病毒性上呼吸道感染，或者急性病毒性肠道感染一般在起病一周左右可以自愈，如果此时才得到药物治疗，此刻出现的疗效就不一定是该药物的效果。许多慢性病的病情，不用药物就有可能暂时缓解。联合用药显示出了效果，也不一定是所有联合使用药物的效果，可能是其中某一种药物真正起治疗作用。毋庸置疑，药物治疗可能干扰临床诊断。如果病情允许，尤其一些慢性病症，应该在控制症状的前提下，采取不干扰临床诊断的治疗方案，以期减少药物作用引起患者的机体变化而干扰临床诊断，进而延误真正疾病的治疗。

医务工作者已经提出并不断完善收集临床资料和信息的原则与标准，然而按照这些原则与标准取得的结果和结论，尚难以直接用于推演或者指导药物治疗过程，或者说治疗决策过程。各种诊断技术的发展，使诊断学实现了所谓的科学经验，然而，药物治疗方案的制订等治疗决策仍然须基于传统经验。治疗方案需要在治疗实践中验证、评估、修正等，才能趋于完善，实现治疗目标。临床医师和临床药师应密切合作，运用各自的专业知识，共同完成公众健康服务工作。

第三节　临床监护与药物治疗

医务工作者要加强各种临床医学的法律法规、治疗原则、用药原则和流程，力图确保包括药物治疗在内的处置措施的安全性和有效性。然而，某一药品用于某一个体时的安全性和有效性却是无法保证的。所有人对药物的反应都是不相同的，每一次治疗过程，都应看作一次研究性试验，或者看作一次有待验证的假设研究。这种假设的科学基础是源自既往严格的临床药物试验和药品上市后的使用经验。

临床监护的目的是维护患者健康。实施药物治疗的过程就是临床监护的过程，也是评估临床诊断和药物治疗方案的过程。临床监护任务就是与患者交流，观察病情变化，监测有关症状和指标，评估临床疗效，为评估临床诊断和治疗方案提供参考。

临床疗效评价结果分四级：痊愈、显效、好转、无效，以痊愈加显效计算有效率。疗效评价须综合临床状况指标、客观检测指标，并尽可能结合患者的自我感觉。药物治疗方案的评价最好是客观评价，是基于充分的客观事实性结论来阐明，即所谓的循证医学结论。临床监护过程中应获取与之有关的数据和信息，然而，许多重要疾病的进程并不能用客观数据来评价。应尽量减少主观的、难以相互比较的症状等"软"指标，越来越多的人赞成使用客观的"硬"指标。临床研究以及临床监护过程中，如何将传统习惯上的主观观测指标客观化、量化处理是思维和技术上面临的挑战。

与药物治疗方案评估过程相对应，临床监护的侧重点也主要分为两点：患者和药物。关注体内药物时，不能脱离患者，其最终目的是为了解决患者的治疗效果问题。

一、患者临床特征的监护

　　临床监护过程中应密切观察的指标就是临床诊断过程中获取的指标或者指征。但临床诊断过程与临床监护过程中对症状观察的要求是各有侧重的。诊断过程中只需要观察有无即可，即某一特征的阳性与否以确认初步诊断，观察某一症状的程度以确定疾病程度，而在临床监护过程中，还应观察症状的变化程度。观察的症状或体征均是用于评价患者、病情及疗效的指标，这些评价指标既有主观指标，也有客观指标。生理、生化等检测的指标是可以直接测定、记录的客观结果数据。主观症状也应有客观记录，但最好避免"感觉尚可""疼痛减轻"等模糊、无法比较的表述。临床监护过程不仅应明确监护目标，还应符合科学研究要求，应建立循证意识，每一次临床治疗都应视作在为今后治疗方案的制订提供证据；应树立统计概念，每一份病例记录都应符合统计学的要求。这就需要对主观症状或体征规定一个量化的评价标准，便于同一病例的纵向比较及不同病例间的横向比较。

　　一个指标可能需要若干个分指标或者症状来作为评价基础，临床监护的任务就是监测和记录这些指标或者症状，以分析评估疾病变化和治疗效果。与血压升高降低值、脉搏数、血糖或血脂实验检查测定的客观指标不同的是，患者机体症状等特征来自患者主诉或者医务工作者的观察，不可避免地会掺杂个人主观因素，而且即使同一操作者，其观察或者体会也容易受情绪、环境等的影响而前后不一，如何将主观指标客观化、量化，只有原则可循，尚无固定程式可遵循。

　　模糊的、主观的症状或体征及其变化程度，最好通过其他客观指标反映出来。目前，尚缺乏理想的反映临床症状的性质和程度的客观指标。一个客观指标的确立需要反复的、严格的验证，既要保证一定的阳性率，又要避免过高的假阳性率。譬如，肾功能在一定程度上可以通过肌酐清除率来反映，但是肝功能却与氨基转移酶的升高不完全相关。若尚无一个或几个客观指标可以反映，则应采用一定的方法确定一个相对公认的量化指标或者区分标准。目前，临床上一些重要疾病症状评估指标，如呼吸困难、疼痛、功能程度等已通过公认相对精确的定义和描述进行了量化，便于不同病例之间、不同医院之间甚至国际间的交流与评估。

　　失眠症是一种易于受到心理暗示的疾病。许多失眠患者换用一种药物时，刚开始效果好，而继续服用疗效降低，甚至完全失效的适应现象。早期适应现象的产生主要是心理暗示，而后期适应现象则可能与药物的体内代谢有关。在失眠症的临床监护过程中，应避免早期适应现象的干扰。目前失眠症的药物疗效评价尚无统一的标准或指南，临床研究中采用不同的量表进行指标量化尝试。失眠症评价的基本指标包括：睡眠潜伏期、总的睡眠时间、觉醒次数、睡眠效率、晨起满意度、白天感觉、催眠药物使用情况、做梦的情况。对这些指标参数分别给予一定分值和权重，经过量化积分的总分即为失眠积分。这些指标参数可以采用量表方法或采用睡眠日记的方法获取，也可以是患者对一段时间睡眠情况的回顾，如匹兹堡睡眠质量指数、利兹睡眠评估问卷，这些实际是关于睡眠的流行病学调查用量表，通过主观睡眠质量、睡眠潜伏期、总睡眠时间、睡眠效率、入睡质量、使用催眠药物、白天机体的功能等方面较全面地反映患者在过去一段时间内的睡眠情况。睡眠日记法需要患者每日填写睡眠日记，医务工作者对这些数据进行计算，其优点是不受测试条件的影响和限制，对获得的结果进行计算比较就可以相对客观地评价治疗方案的效果。

客观指标的作用也是相对的，并不能反映全部信息。例如睡眠时脑电图等客观记录，虽然可以用于准确测定睡眠潜伏期和觉醒时间，但主要用于分析药物对睡眠结构的影响，探讨药物作用机制，也可以作为分析药品不良反应的辅助指标，难以用于日常临床监护，而且不能替代失眠质量评价的重要指标——患者的主观感受。将所有非量化、主观的指标进行量化、客观化在目前尚有一定困难，也必然会产生一定的争议。例如，通常将发热按照体温的高低分为五级，体温不高于37.5 ℃为0级；高于37.5 ℃而低于38 ℃为Ⅰ级；38 ℃～40 ℃为Ⅱ级；高于40 ℃为Ⅲ级；发热伴低血压则为Ⅳ级，而有的患者体温相似时，临床表现却差异很大。指标变化的判断也应该采用公认、准确的判断标准。监护记录中应明确指出采用的判断标准，标准也在不断修订完善中。研究降低血压药物的疗效，势必涉及高血压的判断标准。

二、治疗药物的监测

患者个体之间存在着诸如年龄、性别、并发疾病、遗传因素等方面的差异。即使采用相同的治疗方案，其临床结果也会出现较大变异，需及时调整药物治疗方案。对治疗指数小、临床表现具有非特异性、个体间代谢差异大的药物，在药物浓度与临床效应关系明确的情况下，测定患者的血药浓度是制订个体化药物治疗方案的重要手段。常用于体内药物浓度测定的样品是血液，通过一定方法测定后的结果依据药动学原理计算相关参数，按照参数的值及其变化调整给药方案。

取样时间对药物浓度测定结果有较大影响，应该在药物浓度达到稳态后的特定时间采集血液或者其他体液的样品，否则将影响结果的准确性，导致调整治疗方案决策的失误。对测定结果的分析与判断是调整药物治疗方案的关键。应该掌握患者临床疾病表现和用药情况，如果实际测定结果与预计结果差异较大，可从患者顺应性、药品生物利用度、药物分布特征、代谢特征、患者生理和病理因素等方面考虑。所以，测定报告中应该包括末次给药或者服用时间、取样时间等信息，而且应该与临床医生、护师一起讨论，以确保测定结果的分析与判断和实际情况相符。

虽然治疗药物测定将体内药物的变化过程进行了准确量化，将物理和数学的有关理论引入到了药物治疗过程，对体内药物的变化有了深刻认识，但是，决定是否调整药物治疗方案应基于患者用药后临床的具体表现，而非仅局限于血药浓度测定结果。如果临床表现良好，即使药物浓度超出或者低于"治疗范围"也并不一定需要调整剂量。应强调的是，"治疗范围"是一个统计学概念，它是患者群体中大多数人临床表现没有异常的血药浓度值。

三、临床监护与药物治疗的统一

临床监护与药物治疗实际上是不能截然分开的。在临床监护过程中，实时监测病情发展、临床疗效和药品不良反应，以评估治疗效果，通过治疗药物监测评估给药方案有无需要完善之处，以适度调整治疗方案。

以噻嗪类利尿药治疗轻、中度高血压的临床监护为例，提示临床药师的关注要点。临床药师要定期获得患者血压值，将血压维持在140/90 mmHg以下作为药物治疗效果的指标，并对用药过程中出现的症状进行鉴别、评估，以判断药物治疗方案是否需要调整。监护的症状和体征有头痛、头晕、视觉变化等。头痛、头晕等症状在血压偏离正常范围、过高或过低时均可引起，鼓励患者自行测量血压数值，并做好记录。可以使血压波动在一定范围内而症状尚未出现时，适当调整治疗方案。同时应监测长期高血压的症状，评估长期治疗的效果。此类药物长期服用的常见不良反应是低血钾，应在用药开始阶段和增加剂量后，定期进行血钾浓度检查或者密切观察低血钾症状。

临床监护应记录反映疗效的观测指标和远期效果评价指标，观测指标主要是指临床的症状指标，而评价指标主要是指评价治疗方案效果的远期指标，例如高血压病治疗的观测指标可能包括血压值、头晕等症状，而评价指标则主要有高血压病死率及心肌梗死、脑卒中等心脑血管事件的发生率。评估治疗方案的指标不同，治疗方案效果评价结果不同。有些药物可以有效降低血压值，但是引起血压波动性增大，远期效果评价指标结果显示，反而可能增加患者的病死率和心血管死亡率，不能认为这些药物是有效药物。对药物治疗的长期效果应进行综合评价，在治疗期间，每次随访都要检查血压、脉搏和体重等指标。因为高血压是由多种原因引起的进行性心血管综合征，高血压的治疗不应仅停留在降低血压这一目标，而应强调以减轻体重同时改善胰岛素抵抗为基础的心血管危险因素的综合防治，目标是降低代谢综合征的发病率、降低心脑血管疾病的发生率。全面评估高血压患者发生心血管疾病的危险，除了血压数值外，还应包括心血管疾病的早期标志，如精神压力或运动引起的血压过度反应、微量蛋白尿和糖耐量减退等；还应包括心血管疾病的危险因素，包括年龄、性别、血脂、血糖、体重指数、长期紧张、缺少运动、吸烟和心血管疾病家族史等。

作为长期常规监护，对于病情稳定者每6个月应对是否需要继续原药物治疗的方案再评价。每年至少有一次与医生一起随访，确保治疗远期目标的实现。临床监护是从接诊开始的，与患者的恰当交流有利于采集疾病信息，提高患者的依从性，直接影响药物治疗效果，影响临床诊断的完整性和准确性，影响治疗方案的选择与评估。全程化药学服务不仅是医务工作者的责任，还需要患者的积极参与，多方合作才能实现维护患者健康的目标。

第四节　药动学与药物治疗

　　药物代谢动力学简称药动学，是应用动力学原理定量地描述药物在体内吸收、分布、代谢和排泄等过程的动态变化规律，即描述药物在体内的量随时间变化的关系，为临床合理用药提供依据。药动学的基本思想就是药物的治疗反应和毒性强度是作用部位药物浓度的函数，而作用部位药物浓度是血清药物浓度的函数，通过药物的浓度可以反映药物的疗效，调整血药浓度可以实现控制临床药物治疗效果的目标。药动学研究的基本思路是通过测定一定时间内体内药物的量，按照一定数学模型和方法，计算药动学参数，评估药物的动力学行为，并利用参数设计合理的给药方案。目前，药动学开展的工作主要集中于测定药物在人群的药动学参数，评估药物体内过程，确定和调整给药方案，进行生物等效性、药物剂型设计研究等。

一、药物的体内过程

　　药物在机体内的过程均涉及药物透过细胞膜，即跨膜转运的问题。药物透过细胞膜的方式有三种：滤过、简单扩散、载体转运。药物被动转运透过生物膜的速度与药物性质和状态、生物膜的厚度、接触面积，以及药物在膜两侧的浓度差有关。若药物解离，呈离子型，脂溶性小，则不易扩散透过生物膜。主动转运由生物泵来完成，不仅具有结构特异性，也具有部位特异性，存在饱和、竞争抑制现象。一些抗体等蛋白质、脂质颗粒可能是通过胞饮作用转运，也具有药物结构特异性、部位特异性。

（一）吸收过程

　　一般而言，除了静脉注射给药，其他给药方式如口服、舌下含服、皮下注射、肌内注射、腔道给药、透皮给药等，均涉及药物吸收过程。药物经过口腔、肠道等部位黏膜、皮下组织细胞或细胞间隙，然后进入静脉或淋巴管，进入血液循环系统。反映这一吸收过程速度和程度的药动学参数有生物利用度、达峰时间和达峰浓度等。

药品制剂类型、药物性质或者机体变化影响吸收过程的任何一个环节，药物吸收进入体内的速度和总量都会发生变化。比如，疾病或者其他药物抑制转运蛋白的活性，依靠载体转运的药物的吸收就要减少。如果两种药物都经过同一载体转运，可能出现吸收竞争抑制现象。胃排空速度、消化道运动状态、血液循环等因素均可影响药物在消化道吸收的速度和程度。如维生素B的主动转运主要在小肠的上段进行，而维生素B_{12}则在回肠末端被吸收，如果肠道蠕动加快，可能减少这些药物的吸收。如果食物中脂肪较多，就能促进胆汁分泌，增加某些难溶性药物的溶解速度，从而促进其吸收。

（二）分布过程

药物吸收进入血液循环后，均存在随血液转运到组织脏器中的分布过程。药物分布的快慢与组织血流量有关，分布的多少主要与组织亲和力有关。硫喷妥钠为脂溶性药物，静脉注射后先随血液分布到血流丰富且脂质含量高的脑组织中，迅速产生麻醉作用。半小时之后，脂肪组织血流量小，但与药物亲和力大，药物转而分布到脂肪组织中，脑中的药物浓度降低很快，这种现象称为药物的再分布。虽然此时脑内药物浓度降低，患者可能清醒，但是体内药物仍然有一定的量，若再次用药，则应该减量。由于药物与组织的亲和力、药物跨膜转运能力存在差异，所以药物在体内各组织器官中的分布并不完全一致。

药物进入血液后，可以与血浆中蛋白质发生可逆性结合，结合的药物成为结合型药物，未结合的药物则为游离型药物。只有游离型药物才能透过血管壁等生物膜分布到组织器官中，药物结合率的高低、结合力的大小也影响药物的代谢和排泄。如果两种药物与血浆蛋白质结合的位点相同，那么结合力强的药物可以竞争性地置换出结合力弱的药物，使其游离浓度突然升高，容易发生意外。药物从血液进入组织器官中的转运过程受到药物跨膜转运影响因素的限制，进入许多组织器官会遇到一定的障碍，即机体屏障现象。机体屏障有血—脑屏障、血—脑脊液屏障、血—眼屏障、胎盘屏障等。反映药物的组织分布程度的药动学参数主要是表观分布容积。

（三）代谢过程

药物在体内吸收、分布的同时可能伴随其化学结构上的变化，即药物的代谢，或生物转化，这一过程可能使药物的活性降低或失去，也可能增强，或者使无活性的药物活化。这是一个重要又难以单独测量的过程，尚无独立药动学参数直观反映其速度和程度。药物代谢不仅直接影响药物的血浓度和体内分布，也影响药物的排泄。在吸收过程中和吸收后进入肝再转运至体循环的过程中，部分药物被小肠药酶和肝药酶代谢，使进入体循环的药物量减少的现象，称作首关效应或首过代谢。存在首关效应的药物，其口服的生物利用度低，常采用舌下、直肠下部给药或经皮给药等方法，减少首关效应的损失。

任何药物代谢都需要酶参与，代谢反应常常因此出现饱和现象，会导致血液中药物浓度不随剂量的增加而线性增加，削弱了剂量调整的可预见性。酶的作用可被某些药物影响，表现为某些药物的代谢会被一些药物所促进，即酶诱导作用；也可能被另外一些药物所抑制，即酶抑制作用。苯巴比妥等巴比妥类药物及苯妥英钠、保泰松、甲苯磺丁脲等药物可以诱导药物的代谢，使多数药物的作用减弱。代谢诱导是连续给药后发生药效逐渐降低的耐药现象的原因之一。西咪替丁、氯霉素、对氨基水杨酸钠、酮康唑、异烟肼等可以抑制肝微粒体酶的活性，对多数药物的代谢产生抑制，导致药物作用强度和毒性增加。酶诱导剂和酶抑制剂合用时，结果取决于其主要代谢途径被影响的程度。氯霉素与甲苯磺丁脲合用，后者的降糖作用增强，容易引起低血糖。同一药物，对不同药物代谢的影响可能不一致。保泰松对洋地黄毒苷类药物代谢有诱导作用，而对甲苯磺丁脲、苯妥英钠的代谢起抑制作用。

（四）排泄过程

进入体内的药物不论代谢与否，原形药物、代谢产物最终都要被排泄出体外。排泄途径有经肾随尿排出体外，经肝自胆汁分泌进入肠道，经肠道随粪便排出体外，经肺随呼吸排出体外等，有的药物还可以经皮肤汗腺、乳腺、涎腺等分泌途径排出体外。

1. 药物经肾排泄过程

药物经肾排泄包括肾小球过滤、肾小管被动吸收、肾小管主动吸收、肾小管主动排泌等过程。药物经肾小球过滤到达肾小管后可被重吸收，重吸收的速度和程度与药物和原尿的性质有关，如药物的脂溶性、解离度、原尿的pH等。肾近曲小管细胞膜存在对体内必需物质及某些药物主动转运的机制，存在相互独立的弱有机酸和弱有机碱的主动转运系统，其不仅重吸收某些物质，还会主动排泄某些物质到肾小管。若重吸收增强、主动排泄减少，则药物在体内滞留时间延长。肾排泄药物的能力可通过肾清除率反映，即单位时间内肾不可逆地排出含药物血液的体积数。

2. 药物经胆汁排泄过程

药物及其代谢物在肝可分泌至胆道，胆道也存在重吸收和排泄机制。进入胆汁的药物通常具有高度选择性，有些药物自胆汁排入肠腔后可再从小肠中吸收入血，即肝—肠循环。维生素D_3、美沙酮、甲硝唑、吗啡等药物存在肝—肠循环现象，其在体内驻留时间延长。

3. 药物经肠道排泄过程

口服进入肠道未被吸收的药物在肠道被细菌等代谢是一种消除方式，某些药物还存在经排泄进入肠道的机制。经肠道分泌而排泄的药物有地高辛、洋地黄毒苷、红霉素、苯妥英钠等。

4. 药物经肺排泄过程

挥发性气体药物可经肺排出。肺排出速度取决于药物在血液的溶解度、肺血流速度及呼吸频率等。药物在血液中溶解度小、增加肺血流量、呼吸频率增加可以加速药物经肺排出。药物代谢与排泄是药物在体内的消除过程。反映这一过程的药动学参数是药物半衰期及消除速度常数。

二、药动学的模型及常见参数

模拟药物在体内吸收、分布和消除全过程的药动学模型主要有房室模型、统计矩模型等。

（一）药动学的模型

1. 药动学房室模型

把机体视为一个系统，将药物转运速率相似的器官组织视为一个转运单位，即房室。房室不具有直观的生理学或解剖学意义，仅表示药物在体内的分布特征。主要有单室模型和双室模型，少数为多室模型。房室模型是根据药物的分布及达到平衡的速率划分的，是一种抽象的概念，为描述方便，并无实际意义。

第一，药动学单室模型。当药物在机体的分布迅速、均匀，立即达到分布转运的动态平衡时，整个机体可看成"均一单元"，即单室模型。

第二，药动学双室模型。进入机体的药物能较快分布到某些组织器官并达到动态平衡，而向另一些组织器官分布并达到平衡较慢，可以根据药物分布均匀速度和程度不同将机体划分为两个单元，即双室模型。一般将血流丰富、药物分布能够瞬时达到动态平衡的组织器官如心、脑、肝、肾、脾、肺等视为一个房室，称为中央室；将血流供应较少、药物分布较慢的组织如肌肉、脂肪、骨骼等视为另一个房室，称为周边室或外室。

2. 药动学统计矩模型

应用统计学原理分析药物的体内过程，认为药物体内过程为一系列随机事件。血药浓度—时间曲线可以被看成一种统计分布曲线，药动学参数的计算主要依据血药浓度—时间曲线下的面积。运用零阶矩和一阶矩可以计算药物半衰期、清除率、生物利用度等参数。药物的体内过程需要符合线性动力学过程。

（二）常见药动学参数

1. 药动学半衰期

通常与生物半衰期、血浆半衰期、消除半衰期交叉应用。若无特别说明，一般指消除半衰期，它是血药浓度或体内药量下降一半所需的时间，是表示药物从体内消除速度的一个重要参数。代谢和排泄快的药物，消除半衰期短；若代谢和排泄受到抑制，则半衰期延长。一级动力学过程的消除半衰期是一常数，其与剂量及给药途径无关。零级动力学过程的消除半衰期与给药剂量成正比。开始血药浓度高，半衰期长，血药浓度下降，半衰期随之缩短。半衰期的变化也反映出机体代谢或排泄器官的功能状态。主要经肾消除的药物用于肾功能障碍患者，须根据药物半衰期或清除率调整给药方案。

2. 药动学表观分布容积

表观分布容积是体内药量与血药浓度的比值，它不代表直接生理意义的容积，而是指机体内所有药量以此时血中相同药物浓度分布时所需的体液容积，故称表观分布容积。其数值可以反映出药物的特性及其分布的粗略情况。一般水溶性或极性大的药物，不易穿越生物膜进入细胞内或脂肪组织，血药浓度较高，表观分布容积较小；而脂溶性大的药物，血药浓度较低，表观分布容积通常较大，有的甚至超过机体总容积。药物的表观分布容积与在脂肪中的分配系数、血浆蛋白结合率及与其他组织结合的程度等因素有关，可随患者的年龄、性别、疾病和身体状况而变化。但对特定患者而言，某一具体药物的表观分布容积是一个确定的值。

3. 药动学清除率

清除率是指单位时间内机体清除药物的表观分布容积数，体现了药物从体内清除速度的快慢，其对于设计给药方案具有重要意义。

4. 药动学血药浓度—时间曲线下面积

血药浓度—时间曲线下面积是血药浓度对时间作图所得曲线下的面积，是体内药物总量的一种计算方法。

5. 药动学稳态浓度

临床上，多数药物是按固定剂量、固定间隔，多次给药。这一过程中，每一次给药时，体内总有前一剂量的残留量。随着给药次数的增加和体内药量逐渐累积，可以达到在每一个给药间隔时间内，药物在体内的消除速率等于给药速率时，此时血药浓度在平衡状态的平均浓度上下波动，即达到了稳态浓度。稳态最大血药浓度和稳态最小血药浓度，对血药浓度监测和给药方案的设计具有重要意义。从第一剂量开始，经过5个半衰期即基本可达到稳态浓度。为了缩短这一过程，可先给予负荷剂量，使治疗血药浓度立即达到期望的稳态浓度。

6. 药动学生物利用度

生物利用度是指药物吸收进入血液循环的速度和程度。吸收速度可用血药峰浓度和到达峰浓度所需时间来表示。吸收程度可通过血药浓度—时间曲线下面积比值表示。重复用药过程中，疗效受吸收速度影响逐渐减小，而与吸收程度关系更密切，所以通常以吸收程度来表示生物利用度。静脉注射给药，药物全部进入全身循环，以之为标准计算试验制剂生物利用度，称为绝对生物利用度。药物的理化性质、机体的生理病理状态、食物和合并用药等因素均可影响药物的生物利用度。

三、药动学研究进展

个体化给药方案的设计已经从既往不进行血药浓度测定的经验法，发展到个体药动学参数法，进而发展到群体药动学参数结合个体血药浓度反馈法。经典药动学结合统计学发展而来的群体药动学，即药动学的群体分析法，综合利用了分散的血药浓度测定结果，更加切合临床实际。该理论定量地考察群体药动学参数，包括群体典型值、固定效应参数、个体间变异、个体自身变异等，研究群体参数的分布特征。非线性混合效应模型是常用的处理均匀或非均匀的群体数据，估算群体参数进行初始化给药，优化给药方案。

药动学研究的出发点之一是药物的效应与血药浓度直接相关。研究表明，药物的效应随着血药浓度变化而存在一定的滞后，药物效应存在个体和种族差异，受患者的生理病理因素影响，且与血药浓度有关，但更与效应部位浓度有直接关系。血药浓度与效应的变化规律可以通过药效结合模型进行研究，但是要求药效指标应能定量。如何选择具有临床意义、客观可定量、简单易测的药效指标，以及选择适宜的研究模型都是值得研究的课题。

四、治疗药物浓度监测的实施

治疗药物浓度监测是设计个体化给药方案的实验基础。常用的方法是在一定给药时间间隔内取血样，采用一定的药物分析方法，测定血药浓度，估算个体药动学参数，制订给药方案。

治疗药物浓度监测适用于血药浓度与临床疗效或毒副作用具有良好相关性的药物。通常适用于：①治疗指数窄、毒副反应大的药物；②个体间血药浓度变化较大的药物；③具有非线性动力学特征的药物；④肝、肾功能不良的患者使用主要经肝、肾代谢和排泄的药物；⑤长期使用可能积蓄的药物；⑥中毒症状与剂量不足的症状类似的药物；⑦合并用药产生相互作用而影响疗效的药物；⑧诊断和处理药物中毒等。

采集样本的时间取决于所需要的信息。若患者出现可能与治疗或毒性有关的症状，可测定血药浓度判断。多次给药时，在治疗开始取样测定，主要是估算分布容积；而达到稳态以后取样血测定，才可用于估算清除率。采样时间主要取决于药物的剂量和半衰期。

测定血药浓度是进行治疗药物监测的重要内容，准确的血药浓度才可用于药动学参数的计算，才可保证准确地调整给药方案。不论测定原型药物、游离药物，还是活性代谢物，应测定与临床疗效相关的成分。用于血药浓度测定的方法很多，主要有光谱法、色谱法和放射免疫法，每一类的测定方法均有其自身的特点，可按照需要来选择。除了具备灵敏度高、重现性好、专一性强的基本要求外，也应具有操作简捷、快速和价格低廉的临床实践意义。

五、药物治疗方案的制订与调整

（一）按照半衰期设计给药方案

1. 半衰期小于30分钟的药物

维持这些药物的治疗浓度有较大的困难。治疗指数低的药物，通常采用静脉滴注的方法。治疗指数高的药物，可以间隔稍大，但维持量也越大，以保证药物在体内的浓度，在一定时间内保持高于最小有效浓度。

2. 半衰期在0.5～8小时的药物

半衰期在0.5～8小时的药物也需考虑治疗指数和用药的方便性。治疗指数高的药物可每1～3个半衰期给药1次，甚至更长。治疗指数低的药物，须每个半衰期给药1次或者可滴注给药。

3. 半衰期在8～24小时的药物

最理想的是每个半衰期给药1次。如果需要立即达到稳态，初始负荷量需两倍于维持剂量。

4. 半衰期大于24小时的药物

每天给药1次即可。若需要立即达到治疗浓度，可给予一个初始负荷量。

（二）按照平均稳态血药浓度设计给药方案

对某一药品，其生物利用度、清除率基本固定，通过调节给药间隔和负荷剂量可以较快地达到治疗所需平均稳态血药浓度。对于给药间隔的设计，要考虑有效血药浓度范围。如果血药浓度范围很窄，且半衰期很短，为了不使血药浓度波动太大，可缩短给药间隔。

（三）按照稳态血药浓度范围制订给药方案

对于治疗指数较窄的药物，希望药物浓度在一定范围内波动，给药间隔不能任意选择，应通过计算确定。符合一级动力学过程的药物如期望的稳态最大浓度和最小浓度已知，可先计算最大给药间隔。有些药物只要求稳态最大浓度不超过某值；而有些药物因治疗指数较大，上限浓度安全度大，只要确定稳态最小浓度不低于某值即可。

（四）肾功能减退患者的给药方案调整

肾功能减退时，主要经肾排泄的药物消除速度减慢。若仍按常规给药，可能因药物过量积蓄而导致毒性反应。必须根据肾功能减退程度调整给药方案。

在给患者第一次试验剂量后的消除相内某时刻取样测定血药浓度，隔一个给药间隔，再给同样的第二次试验剂量，以完全相同的时间取样测定第二个血药浓度。第二个血药浓度与血药浓度之差即为第一次剂量后的残留浓度，两次取样时间也相隔一个时间。此法是以单室模型静脉注射给药为基础而建立的，取血样时间必须安排在消除相，必须是第一次给药，或当给药时体内已不存在该药物，测定结果须准确，否则仅凭两个血药浓度来进行参数计算，误差过大。

第五节　药效学与药物治疗

药物效应动力学简称药效学，药物与作用靶点如受体、酶、离子通道甚至核酸结合才能发挥作用，引起机体功能和形态变化，产生药理效应。多数药物与靶点的结合是通过化学键实现的，例如共价键、离子键、氢键，以及分子间范德华力，药物与靶点之间相互作用力的大小影响着药物对靶点的亲和力。药物与靶点结合并激活，使之发挥相应效应，则该药物称为该靶点的激动药。如果药物与靶点结合但是不引起效应，而且影响其他激动药物对其的作用，则该药称为该靶点的阻断药或拮抗药。生物体内作用靶点是有一定限度的，药物与靶点的结合也存在饱和现象，仅仅增加剂量有时不能获得期望的效应。并且，临床上各种生理病理变化均会引起药效学的变化。

一、影响药效学的疾病

体内各种组织上的受体等药物作用靶点并非固定不变，疾病可引起受体数目和功能的改变，影响临床药物治疗的效果。

（一）疾病影响受体数目改变

临床资料和动物病理模型均证明，在多数病理状态下，药物受体的类型、数目及内源性配体浓度、活性均可以发生变化，影响药物效应。

1. 高血压疾病

高血压的病理生理过程涉及诸多调节环节，主要受交感神经、肾素—血管紧张素和血容量等的调节，故内源性儿茶酚胺和肾素浓度对临床用药影响很大。高血压患者 β 受体下调，反映心血管系统内源性儿茶酚胺增高，交感神经活性增高，使 β 肾上腺素受体长期暴露于高浓度儿茶酚胺递质——去甲肾上腺素及肾上腺素中，致使受体下调。β 受体阻滞药、β 普萘洛尔在治疗高血压时，对于内源性儿茶酚胺高的患者减慢心率作用相当显著；而在体内儿茶酚胺浓度不高时，减慢心率作用就不明显。沙拉新有微弱的血管紧张素 Ⅱ 受体激动作用，但又有竞争性拮抗血管紧张素 Ⅱ 的作用。对高肾素型高血压病有效，对肾素水平不高的高血压病无效，对低肾素型者甚至有升压现象。所以，在应用涉及内源性配体的受体拮抗药时必须考虑内源性配体的浓度。在确认内源性配体浓度过高时，可适当加大拮抗药的用量，而在病情好转、内源性配体浓度有所降低之后，拮抗药的用量也应及时加以调整。

2. 支气管哮喘疾病

哮喘患者支气管平滑肌上的 β 受体数目减少，而且与腺苷酸环化酶的耦联有缺陷，而 α 受体的功能相对明显，因此导致支气管收缩。应用 β 受体激动药往往效果不佳，加用Q受体拮抗药则有良效。糖皮质激素则能恢复 β 受体—腺苷酸环化酶依赖性蛋白激酶系统功能。大剂量 β 受体激动药不仅疗效不佳，而且能拮抗内源性糖皮质激素的上述调节功能，对哮喘患者不利，因此主张尽量不用大剂量 β 受体激动药。

3．糖尿病

糖尿病患者每日应用超过200U的胰岛素，没有出现明显的降糖效应，即认为发生胰岛素抵抗。急性胰岛素抵抗常因感染、创伤、手术或酮症酸中毒等并发症引起，慢性抵抗与胰岛素抗体的产生有关，胰岛素抗体与胰岛素结合形成复合物，降低胰岛素与胰岛素受体相结合，减弱了胰岛素降血糖作用。

（二）疾病影响受体—效应机制改变

1．肝疾病

肝病患者体内氨、甲硫醇及短链脂肪酸等代谢异常，使脑代谢处于非正常状态，可以使中枢神经系统抑制剂敏感性增强。慢性肝病患者，特别是发作过肝性脑病的患者，使用常规剂量的氯丙嗪和地西泮用于镇静时就会产生木僵和脑电波减慢。宜用奥沙西泮或劳拉西泮，因为其在体内不形成活性代谢产物，肝病者重复给药也不易蓄积，但也可能会增加脑的敏感性，宜从小剂量开始。酒精性肝硬化患者广泛使用氯美噻唑缓解震颤性谵妄，但必须采用小剂量，避免产生过长时间镇静作用。严重肝病使吗啡加重昏迷和催眠药引起沉睡是临床常见的反应，这是由于药物抑制呼吸，加重脑代谢非正常状态，应慎重给药。肝细胞损伤，降低血浆假性胆碱酯酶水平，延长去极化型肌松药琥珀胆碱的作用；由于体内乙酰胆碱量增高，减弱非去极化型肌松药如筒箭毒碱、泮库溴铵的作用，特别是泮库溴铵需要一个较高的初始剂量才能达到有效的肌松效果，但清除延迟，重复给药会产生作用过度延长的危险。肝病可以抑制维生素K依赖的凝血因子合成以及胆道阻塞引起维生素K吸收损害，使用口服抗凝血药应慎重。

2．肾疾病

肾功能衰竭时，体液调控会产生紊乱。尤其是利尿药治疗后，患者对抗高血压药变得非常敏感，特别是对α肾上腺素受体阻滞药、血管紧张素转换酶抑制药和血管紧张素Ⅱ受体阻滞药等较敏感。肾衰竭引起尿毒症时，容易引起电解质和酸碱紊乱，导致机体内各种膜的电位改变及其平衡机制改变，以致改变机体对药物的敏感性。由于血—脑屏障有效性降低，对镇静药、催眠药和阿片类镇痛药的中枢神经系统抑制效应，尿毒症患者比正常患者更敏感。这是因为，凝血机制改变使机体对抗凝药更敏感，使用阿司匹林和其他非甾体抗炎药更易于引起胃肠出血。因为钠、钾代谢紊乱，使钠潴留的药物如非甾体抗炎药易引起体液平衡失调和心力衰竭，潴钾利尿药、补钾药、血管紧张素转换酶抑制药或血管紧张素Ⅱ受体阻断药易出现更严重的高钾血症，增加地高辛伴发不良反应的危险性。

3. 心脏疾病分析

疾病类型不同和程度差异，使心脏对许多药物敏感性发生变化。与这些变化最相关的药物是地高辛和一些抗心律失常药。对心脏收缩功能不全的患者，使用具有负性肌力作用的药物在很低剂量就可能降低心脏功能。有这种特性的药物如丙吡胺、β受体阻滞药和钙拮抗药，都能直接减弱心肌收缩力。心脏自律性紊乱常与心肌损害相伴，并会被药物所增强，如地高辛、β肾上腺素受体阻滞药、某些钙拮抗药以及抗心律失常药。由于上述药物能抑制自律性，所以窦房结功能失调患者应避免使用此类药物。地高辛的心脏毒性会被低钾血症和高钙血症所增强，而低钾血症能明显减弱许多抗心律失常药的效应，故在治疗心律失常时药物的剂量需适当调整。有严重呼吸系统疾病的患者，特别是伴发缺氧者，能增加机体对地高辛心脏作用的敏感性。这些患者病情严重，心律失常在地高辛作用下更易发生。对于肺源性心脏病，除非在伴有房颤症状须控制心室反应时，通常应推荐使用小剂量的地高辛。对药物敏感性的显著改变可能会因治疗的终止而诱发。最典型的例子是冠状动脉疾病患者长时间使用β受体阻滞药治疗后停止治疗，会持续数日对肾上腺素刺激有高敏性。此类患者必须缓慢地减少β受体阻滞药的治疗剂量，并在停药后数日内避免锻炼，降低诱发心绞痛、心律失常和心肌梗死的机会。

（三）疾病影响受体及受体后效应机制的改变

药物的初始作用部位是受体，但受体仅仅是信息转导第一站，药物效应是受体后机制的一连串生化过程最终导致效应器官的功能变化，即受体后效应机制。疾病引起受体及受体后效应机制改变的典型例子是病理因素抑制强心苷受体及受体后效应机制。由于心力衰竭发生的病理生理机制复杂，强心苷对不同病因所致的心力衰竭不仅效果不同，而且对有些病因引起的心力衰竭易发生毒性反应。

1. 疾病抑制 Na^+-K^+-ATP 酶后效的应机制

治疗量地高辛抑制 Na^+-K^+-ATP 酶活性约20%，但不同病因所致心力衰竭的病理生理特征及心肌受损程度不同，使 Na^+-K^+-ATP 酶后效应机制受到抑制，强心苷应用的临床效果可分为疗效较好、疗效较差及不宜使用以下三类情况：

第一，疗效较好的心力衰竭类型：高血压、心脏瓣膜病、先天性心脏病等导致心脏长期负荷过重、心肌收缩性能受损、心输出量降低，形成低心输出量型心力衰竭。强心苷通过改善心肌收缩性能，降低心脏前、后负荷，增加心输出量，而呈现较好的治疗效果。

第二，疗效较差的心力衰竭类型：甲状腺功能亢进症、严重贫血所继发的高心输出量型心力衰竭，应用强心苷治疗效果较差，临床治疗应以祛除病因为主。肺源性心脏病所致心力衰竭，存在肺动脉高压、心肌缺氧和能量代谢障碍，尤易引发毒性反应。

第三，不宜使用强心苷的心力衰竭类型：心肌外机械因素如心脏压塞、缩窄性心包炎、严重二尖瓣狭窄所致心力衰竭。这些病理因素均使左心室舒张期血液充盈度严重受损，强心苷虽加强心肌收缩，亦难以改善心脏功能。肥厚型心肌病伴左心室流出道狭窄者，亦应避免使用强心苷。急性心肌梗死所致左心衰竭者，单独使用强心苷可能增加心肌氧耗，导致心肌梗死范围扩大，应与降低前负荷的血管扩张药互配应用。

2. 低血钾抑制Na^+-K^+-ATP酶活性

各种原因引起电解质紊乱所致的低钾血症，使心肌细胞Na^+-K^+-ATP酶受到抑制，易促发强心苷毒性反应。特别在心力衰竭治疗中，常用噻嗪类及高效利尿药，过度利尿可引起低血钾，从而加重强心苷对心脏的毒性作用。

3. 心肌缺血易致心律失常

各种原因引起心肌缺血，对强心苷引发的心肌迟后去极及触发活动尤为敏感，易致心律失常。这种情况是心肌缺血抑制Na^+-K^+-ATP酶及其后效应机制的综合结果。

二、遗传变异与药效学

多数药物作用靶点是蛋白质，它们都是相应基因表达的产物。人群中表达蛋白的结构基因或调控结构基因表达的调节基因在序列上通常呈遗传多态性，表现为一定比例的个体在蛋白质的数量、结构、功能等方面存在变异，有可能因此影响药物的药理效应。

（一）受体基因多态性

受体基因多态性指人群中一定数量的个体发生在受体结构基因或调节基因上的突变。在结构基因外显子上的突变将引起受体蛋白多态性。在调节基因上的突变将引起蛋白表达量的差异。

β_2受体有九种不同的基因多态性，四种可改变受体氨基酸序列，其他五种有定位诱变和重组表达的意义。研究表明，Gly16纯合子能促进β_2受体激动药所致的受体下调，因而容易对治疗药物产生耐受。由于Ar916Gly改变发生在细胞膜外的氨基末端，所以它不影响受体向下游的信号传导。该变异在人群中的发生频率较高，Gly16纯合子可达57.3%。β_2受体基因上的C79G点突变能导致受体蛋白发生Gln27Glu改变，Glu27突变型能阻止受体的下调，减弱支气管收缩因素对支气管的影响。该变异也发生在受体细胞外的氨基端，人群Glu27纯合子的比例可达28%。

阿片受体是G蛋白耦联受体，有三种类型：μ受体、δ受体和κ受体，阿片类镇痛药主要由μ受体介导它们的药理效应。Asn40突变不改变弘受体对多数阿片肽和阿片类生物碱的亲和力，但可使受体与β内啡肽的亲和力较Asp40受体大三倍。μ受体Asp114Ala突变能使受体对激动剂的亲和力显著降低，若发生Asp114Asn或Glu突变，则受体与激动剂亲和力下降的同时，与阻滞剂纳洛酮的亲和力显著增加。μ受体羧基末端的Thr394和Thr383是激动剂诱导受体脱敏所必需的关键残基，与药物耐受性有关。

（二）常见药物受体反应的遗传变异

1. 香豆素耐受反应的遗传变异

维生素K是肝合成凝血因子所必需的物质，香豆素类结构和维生素K相似，可竞争性抑制维生素K环氧化物还原酶，妨碍维生素K的循环再利用而产生抗凝血作用。维生素K环氧化物还原酶发生变异，与香豆素类的亲和力降低而产生耐受性，需用5～20倍常规剂量的香豆素才能起抗凝血作用。

2. 胰岛素抵抗反应的遗传变异

胰岛素受体介导胰岛素对靶细胞的生物效应，其基因存在多种不同突变，有的突变在内含子—外显子结合部位，干扰了翻译后的修饰和受体的折叠及转运，导致膜上受体的数目减少及与胰岛素的亲和力改变；密码子735发生单核苷酸置换可使蛋白裂解位点上最后一个氨基酸Arg被Ser替换，从而影响了受体前体的裂解，改变了受体的构象并降低受体与胰岛素的亲和力。胰岛素抵抗的分子机制远比这里叙述的复杂，这给糖尿病的治疗带来了困难。

3. 葡萄糖-6-磷酸脱氢酶缺陷反应的遗传变异

葡萄糖-6-磷酸脱氢酶催化葡萄糖-6-磷酸氧化代谢通路是还原型辅酶Ⅱ产生的重要途径，还原型辅酶Ⅱ能够使氧化型谷胱甘肽转化为还原型谷胱甘肽，足量的还原型谷胱甘肽能保护血红蛋白的巯基及红细胞膜上其他含巯基的蛋白，使红细胞免受氧化损害。当红细胞缺乏葡萄糖-6-磷酸脱氢酶时，还原型辅酶Ⅱ生成减少，使氧化型谷胱甘肽蓄积，只要红细胞与某些具有氧化作用的药物接触时，由于红细胞膜上的巯基被氧化，即产生溶血现象。葡萄糖-6-磷酸脱氢酶缺陷是最常见的X染色体连锁不完全共显性遗传，在库尔德犹太人中发病率可达50%以上，通常只有男性纯合子表现出显著的药物相关性溶血，其对于女性的影响则要小得多。目前发现基因突变型有98种，绝大多数为1或2个碱基的点突变，其变异性与溶血易感性之间的关系正在研究中。

4. 恶性高热反应的遗传变异

恶性高热是一种以体温升高、代谢亢进和肌肉强直为特征的致死性综合征，当易感个体用强效全身麻醉药如氟烷、甲氧氟烷合并去极化肌肉松弛药如琥珀胆碱时，可诱发该综合征。恶性高热系常染色体显性遗传，猪的RYR1基因的点突变T1843C能导致RYR1受体的氨基酸序列发生Ar9615Cys变异，使猪易感染。这种突变在人类恶性高热家庭中占5%左右，人的RYR1基因位于19号染色体的19q13.1～13.2区带。通过覆盖整个人类基因组的一套多态性微卫星标记，发现恶性高热表型与染色体3q13.1连锁。丹曲林是一种细胞内肌松药，能显著改善恶性高热的预后。

5. 血管升压素抵抗恶性高热

遗传性肾性尿崩症表现为血管升压素抵抗，即使血浆中存在高浓度的血管升压素，肾的尿浓缩功能仍然丧失。血管升压素的抗利尿效应是由肾小管V_2受体介导的，而其加压反应、糖原分解、血小板聚集等效应则是经血管V_2受体介导的。V_2受体刺激腺苷酸环化酶和蛋白激酶A，引起肾单位远端小管和集合管对水的重吸收，肾性尿崩症患者存在V_2受体信号传递途径缺陷。对肾性尿崩症相关的

AVPR2受体基因的研究发现，其中三个点突变导致非保守氨基酸置换：G353T导致Gly185Cys、A614G导致Tyr205Cys、C604T导致Ar9203Cys。上述突变均导致半胱氨酸Arg插入受体，干扰二硫键的形成，进而改变受体的三级结构，影响受体与血管升压素的相互作用。

第六节　药物警戒与药物治疗

药物警戒是有关药品不良反应和药品其他相关问题的发现、评估、认识和预防的活动。药物警戒着眼于药物治疗的安全性，即在药物治疗过程中，与药物有关的所有活动包括用药失误对患者安全性的影响。其最终目标是获得药品安全性信息，对药物治疗的效益与风险进行评价，合理选择和使用药物，保障患者用药安全。药品不良反应监测是药物警戒的重要内容。

一、药品不良反应的理论知识

（一）与药品不良反应相关的概念

药品不良反应是指合格药品在正常用法用量下出现的与用药目的无关的或意外的有害反应。

第一，药物不良事件。药物不良事件是指药物治疗期间所发生的任何不利的事件，该事件并非一定与该药治疗有因果关系。不良事件与用药时间有关联，但因果关系并不确定。为了最大限度地降低人群的用药风险，本着"可疑即报"的原则，对有重要意义的药物不良事件也要进行监测，并进一步明确与药物的因果关系。

第二，严重药物不良事件。凡在药物治疗期间出现下列情形之一的均称为严重药物不良事件：①死亡；②立即威胁生命；③导致持续性的或明显的残疾或机能不全；④导致先天异常或缺陷；⑤引起身体损害而导致住院治疗或延长住院时间。通常情况下，必须在严重药物不良事件发生后24小时内向有关部门报告。

第三，药源性疾病。药源性疾病是指药物引起的不良反应持续时间较长，或者发生的程度较严重，造成某种疾病状态或组织器官发生持续的功能性、器质性损害而出现一系列临床症状和体征。与药品不良反应不同的是，引起药源性疾病并不限于正常的用法和用量，它还包括过量和误用药物所造成的损害。

第四，信号。信号是指关于一种不良事件与某一药品间可能存在因果关系的报道信息。信号的意义可以形成假说供进一步研究，并使药品不良反应得到早期警告。产生信号是不良反应监测工作的一项基本任务。"可疑不良反应"是指怀疑而未确定的不良反应，与信号的概念相近。

（二）药品不良反应的分类和特点

按照药品不良反应的发生特点，通常将其分为两类：

第一，A型药品不良反应（量变型异常）。A型药品不良反应主要是由于药物的药理作用过强所致，其特点是可以预测，通常与剂量有关。其在人群中的发生率虽高，但死亡率低。药物的副作用、毒性反应、继发反应、后遗效应、不耐受性和撤药反应等均属于A型药品不良反应。药动学过程吸收、分布、代谢、排泄等任一环节的变化可能使同一剂量的药物所形成的血药浓度出现明显的变化，同时靶器官敏感性增强的药效学改变，当药理效应超过预期就会引起A型药品不良反应。

第二，B型药品不良反应（质变型异常）。B型药品不良反应是与正常药理作用无关的一种异常反应。它通常与剂量无关，常规的毒理学筛选难以发现，也难以预测。其发生率虽低，但死亡率高。药物的过敏反应、特异质反应属于此类。药物的致癌、致畸、致突变等反应也归于此类。患者的特异性遗传素质使机体产生异常药物反应。例如，葡萄糖-6-磷酸脱氢酶缺乏症者的红细胞易受氧化性药物损害，导致溶血性贫血、恶性高热、血紫质病等，其发生与剂量无关，而与患者的特异体质和免疫机制有关。

（三）药品不良反应的识别解读

发生了药物不良事件，就需要判断这是疾病的新发展，还是与药物治疗有关。若药物不良事件与药物治疗间存在确定的因果关系，则药物不良事件可判断为药品不良反应。药品不良反应的识别正确与否直接关系到患者当前及随后的治疗，关系到对药物安全性的正确评价。药品不良反应的出现与药物治疗在时间上有合理的先后关系。从开始用药到出现临床症状的时间间隔称为药品不良反应的潜伏期，不同药物、不同不良反应潜伏期差异较大。此时中止药物治疗或减少剂量后继续观察和评价反应的强度及持续时间。若药物不良事件随之消失或减轻，则有利于因果关系的判断。当多药联用时，逐一去激发有助于确定是何种药物造成的损害。如果去激发后，反应强度未减轻，说明反应与药物关系不大，但也可能观察时间太短而并不能排除与药物的相关性。再激发即再次给药，以观察可疑的药品不良反应是否再现，可验证药物与药品不良反应间是否存在因果关系。由于伦理上的原因，主动地再激发试验常受到限制。有时患者在其他治疗中再次使用该药，从而出现无意的再激发反应，这对药品不良反应因果关系的判断同样具有重要价值。文献信息是获取药品不良反应信息的重要途径，也有助于药品不良反应的判断。但许多药品不良反应的临床表现与一些常见病、多发病的症状相同或相似，例如，地高辛可引起胃肠道反应，而慢性充血性心力衰竭患者因胃肠道瘀血也会出现这些症状。所以需要甄别原有疾病的变化、其他疗法引起、安慰剂效应的可能性，还需要判断是单独药物引起的，还是药物相互作用的结果。药品不良反应的识别存在诸多困难，它是一个高度依赖于操作者临床经验与技术素质的主观过程。药品不良反应因果关系的判断结论具有不确定性，往往需要诸多专家共同讨论确定。《药品不良反应监测管理办法》中药品不良反应判断结果分为"肯定""很可能""可能""可疑"和"不可能"五个等级。

（四）药品不良反应的监测解读

药品不良反应监测是药物警戒的重要内容。获得原始药品不良反应数据的方式，从实施者的角度可以分为被动监测与主动监测。主动监测属于前瞻性研究，按事先设定的方案进行，有利于获得更详尽的数据。

1. 药品不良反应的被动监测

第一，志愿报告。志愿报告即医务专业人员或消费者志愿地向国家或地区的药物警戒中心或制药企业报告药物不良事件或反应，它是当前许多国家所采用的方法，也是获得药物上市前研究中未能发现的罕见不良事件信号的重要途径，其能在危险类别、易患因素以及临床特征方面提供重要的信息。但志愿报告提供的数据往往不完整。近年应用数据发掘方法，检索潜在的信号，提高报告数据库的利用率。报告比例比、报告比值比的计算是常用的方法。数据发掘方法不能排除影响志愿报告的混杂因素。对数据发掘的结果做解释时，要考虑到志愿报告可能的偏倚。

第二，病例组报告。可以确定某种不良反应在大规模人群中是否会出现，还可以在一定条件下，对不良反应的发生率作定量评估。虽然病例组报告有时也能提供药物与不良事件之间关联性的依据，但一般更多地用来产生假设，并非用来证实用药与转归的关联。

第三，强化报告。在某些部门、在某段时间内，采取某些措施鼓励或促进医务人员报告某些药物不良反应的方法，但也存在选择性地报告或者报告信息不完整的现象。如上市早期的策勉报告，这仍是一种志愿报告，因而并不能根据策勉报告获得的数据得出准确的发生率。

2. 药品不良反应的主动监测

第一，定点监测。通过在监测定点单位检查病史，或者接触患者或医师，确保不良事件报告数据的完整和准确。定点监测可以得到在被动监测中无法得到的数据，其有助于鉴别药物的使用风险，但存在选择偏倚、病例数少和费用高的问题。医院集中监测是定点监测的一种，可以是患者源性监测即以患者为线索了解药品不良反应情况，还可以是药物源性监测即以药物为线索对药品不良反应进行考察。

第二，处方事件监测。根据处方或就诊资料确定患者，然后再定时间随访每一处方医师或患者，获取其转归的资料。其内容包括患者的人口统计学数据、药物适应证、疗程、剂量、临床事件，以及停药原因等。但应答率低、收集的数据分散，可能掩盖重要的信号是其主要缺陷。

第三，登记。记录符合某特征的患者情况。特征可以是疾病——疾病的登记，也可是某种暴露——药物的登记。通过标准问卷前瞻性地收集与这些特征相关的一组资料。疾病登记，如恶病质、严重皮肤反应、先天性畸形等的登记有助于收集药物暴露及其他因素信息。疾病登记也可用来作病例对照研究，可将从登记中发现的病例组与同样也是从登记中选定的但不同情况的患者或是该登记之外的患者为对照组，比较药物暴露方面的差异。药物暴露登记记录使用某种或某类药品的人群，以确定该药物是否对患者有特定的影响。在评估药物的安全性时，这种类型的登记很有价值。

（五）药品不良反应的防治原则解读

药品不良反应的定义排除了有意或意外的过量用药和用药不当所造成的损害，但确有部分药品不良反应和药源性疾病的发生是与药物治疗过程中某些不恰当的决策或者操作有关。药物警戒就包括这些内容。临床药师参与临床治疗、提供药学服务的目的之一就是减少这些不良事件的发生。患者往往最早体会和发现药品不良反应的症状，对自身的用药和反应过程也掌握得比较透彻。向患者介绍药物治疗方案时，也应介绍药品不良反应和用药注意事项的信息，提高用药的依从性。临床医务工作者应详细了解患者的病史、药物过敏史和用药史，掌握容易引起药品不良反应的因素。严格掌握药物的用法、用量、适应证和禁忌证，按照患者的生理与病理学特点调整药物治疗方案，实行个体化治疗。药物治疗过程中全程陪床监护，发现异常及时调整治疗方案。当发生药品不良反应甚至药源性疾病时，必须迅速调整药物治疗方案，停用疑似药物，采取有效措施，进行对因或支持治疗。

二、药品警戒研究的进展

药品不良反应的分类方法是按不良反应的发生机制分类的。其与临床用药没有关系，对不良反应的预防帮助不大。因此，有学者提出了"DoTS"分类法，这种分类方法强调药品不良反应与所用剂量、时间以及患者易感性三者的关系，将药品不良反应依此分类供临床参考。药品不良反应的出现与剂量的关系可以是：超治疗量所致的不良反应为毒性反应；推荐治疗量的不良反应为并行反应；亚治疗量出现的不良反应为高敏反应。从时间关系上可以有非时间依赖性、时间依赖性——快速反应、首剂反应，早期、中期、晚期、延迟反应。

患者易感性方面涉及年龄、性别、生理、遗传和相互作用等方面。比如，皮质激素导致骨质疏松的分类为：Do为并行反应，T为晚期反应，S涉及年龄与性别。又如青霉素过敏反应，Do为高敏，T为首剂效应，S为无关。所以，皮质激素引起的骨质疏松，不必像青霉素引起的过敏反应那样，第一次用药就需要特别关注，可使临床医务工作者的精力得到有效的分配。

第七节　循证医学与药物治疗

循证医学即遵循证据的医学，即在维护患者的健康过程中，主动地、明确地、审慎地应用目前最佳的证据作出决策。作为一种科学思想和工作方法，现已成为临床疾病诊断、药物治疗的重要思想指南和实践工具。

一、药物治疗过程中循证医学的实施

药物治疗方案的制订、评估过程中，涉及诸如治疗方案的有效性、适用性等许多问题。准确、合理地解决这些问题，需要循证医学的支持。实施循证医学的过程主要包括三个方面：确定目标、获取证据和解决问题。一般包括以下五个步骤：一是提出临床问题，即将临床所需要的信息如诊断、治疗、预后、预防等有关情况转化为一个可以回答的问题；二是查找、收集上述问题的有关证据文献；三是评价获得的证据的可靠性与实用性；四是实施证据分析的结果，将严格评价的结果与临床经验、具体病情综合考虑，得出结论；五是评估实施效果，对实施的效果和效率进行评估分析，以利于今后更好地实施。

（一）临床问题的提出

提出一个明确的问题，有助于引导搜集证据，也有助于回答和解决临床问题。找准临床问题需要扎实的基本理论和临床技能，同时应具备系统的临床思维和分析判断能力，从错综复杂的线索中去伪存真，找出主要矛盾。找准临床问题是实施循证医学的前提条件。医疗实践中提出的问题，大多数围绕患者诊治展开。

（二）有关证据的获取

从"最佳证据"资源中快速查找，及时解决临床问题。查询证据的资源近年发展迅速，英国医学杂志出版集团的"临床证据"提供了具有一定覆盖面的临床疾病治疗的证据，获得授权后可以通过网络访问，一些诸如全球数据库提供商

（Ovid）可以链接大量教科书、期刊、数据库和其他信息系统，以整合常用信息系统，节约临床医务工作者的时间和精力。

（三）证据的评价

按照证据的类型即文献类别、研究设计、方案实施的严谨性和统计学分析的质量等内容分成五个等级，以评估证据的可靠性和临床实用性：一级，设计良好的随机对照试验，其中以同质随机对照试验系统评价的证据信度最高，其次为可信区间小的单项随机对照试验，再次为全阳性或者全阴性研究；二级，设计较好的队列或者病例对照研究，其中以同质队列研究的系统评价最好，单项队列研究或者试验设计质量较差的随机对照试验次之；三级，病例报告或者有缺点的临床试验，其中以病例对照研究的系统评价为好，单项病例对照研究次之；四级，病例分析或者质量差的病例对照研究；五级，个人的临床经验，没有经过分析评价，仅依据生理学或基础研究的专家意见。

循证医学的基础是证据，评价证据的方法尤为重要。以往根据个人临床经验、个案报道、设计不严谨的对照试验结果制订预防或者治疗方案的缺陷比较明显。虽然临床研究方法学有了很大改进，随机对照试验也广泛开展，但仍受到人力、物力和时间等条件限制。大多数临床试验仍然存在样本量小、不足以消除随机误差对结果的影响等问题，而且有些试验研究受伦理学的限制，如针对体内放射性核沾染消除的临床试验等，是无法进行的，只有个案报道等。所以，将多个符合一定质量标准的研究结果收集起来，进行系统评价，从而获得可靠的证据，是非常有必要的。

（四）证据的应用

医务工作者应根据患者的具体病情以及个人意愿，在患者知情同意的前提下，决定优先处理的问题，将获得的最佳证据的结论应用到患者的治疗或者预防方案中，并在随后的诊疗中不断评估实施效果。在治疗方面有治愈率、有效率、绝对危险降低度、相对危险降低度等。在药物治疗实践中，还需要关注药品不良反应，关注其发生频度与程度。

（五）评估的效果

经过临床实践检验，实施循证医学证据的效果有成功与失败两种可能。不论结果如何，均应进行仔细的分析和评价，认真总结，以达到丰富经验、提高专业技能、提升学术水平、提高医疗质量的目的。实际工作中，上述五个步骤并非泾渭分明或者必须面面俱到。通常有三种模式把证据整合到医疗实践中去：第一种是"完全实施"，即前四步均实施；第二种是"使用模式"，即检索已经被别人严格评价过的证据资源，如证据总结；第三种是"复制模式"，即跟随有威望的医师作出的决定。三种模式都包括把证据与患者具体情况相结合的第四步，仅对其他步骤的执行比较灵活。

二、药物治疗过程中循证医学的应用与发展

循证医学强调临床决策过程中将个人临床经验、最佳研究证据与患者个体价值观和具体情况相结合。临床医务工作者应明确疾病诊断，了解患者期望的目标，确定临床需要解决的问题，找到最适宜的证据，通过严谨的判断，选择最适当的治疗和康复方案。这一过程需要专业人员本身技能与外来证据、具体实际等几个方面的结合。如果个人缺乏必备的临床技能，不能斟选最佳证据，那么证据就失去了用武之地，甚至被误用；如果不去获取最佳证据，个人的治疗经验就可能落后于科技发展，患者和公众的健康问题就不能得到最佳处置。如果脱离患者或者公众健康问题的具体情况和目标，医疗实践也就失去了评判依据。临床研究证据应用于具体患者时，应因人而异，理论结合实际才能制定出最佳治疗措施。循证医学的思想并没有改变医学发展的原有模式，它是医学科学发展过程中的方法改进，使效果确切的预防和治疗措施得以推广应用。临床药物治疗的结果又为循证医学的实施提供了证据，所以，循证医学进一步推动了预防或者临床治疗研究的进步。

循证医学充分利用了现有文献信息和研究成果，使医学决策基于当前最佳证据。循证医学虽然获得了医学工作者的广泛推崇，但这是一种归纳总结的思维，以既往结论为主，限于对医药学自然规律认识的客观限制，同时又存在语言偏倚、发表偏倚等问题，其结果和结论有一定的局限。循证医学在获取最佳证据过程中强调论证强度、样本量大，获得的结果是所有研究对象的平均效应，其研究结果的默认前提是人群是同质的，某一干预措施应该获得相同结果，其差异系偶然误差产生，这一默认前提忽视了人群中遗传多态性的客观存在，其证据适用

于普通人群，而难以用于具有特殊遗传背景的人群。如何提高临床研究的质量、如何保证系统评价结果的可靠性是今后努力的方向，统计方法的改进、信息检索整合技术的完善仍是今后循证医学的发展方向之一。

第八节　特殊人群与药物治疗

特殊人群是指妊娠和哺乳期妇女、小儿、老年人，以及基因多态性人群。特殊人群的生理、生化功能与一般人群相比存在着明显差异，而这些差异明显影响着这些人群的药动学和药效学。掌握这些特殊人群的病理和生理学特点，临床上才能有针对性地合理用药，保证特殊人群的用药安全。

一、妊娠和哺乳期妇女用药

妊娠和哺乳期妇女接受药物治疗，药物可能通过胎盘和乳汁，使胎儿和婴幼儿也成为用药者，用药不当会带来严重的危害。

（一）妊娠母体和胎儿药动学特点

在妊娠期，母体的生理功能发生多种变化，均可影响体内药动学过程。妊娠早期和中期，胃酸分泌减少、胃排空延迟、肠蠕动减弱，使口服药物的吸收延缓，达峰时间延长，峰浓度降低。但有些难溶性药物因药物通过肠道的时间延长而生物利用度提高。妊娠期血浆容积约增加50%、脂肪约增加25%，体液含量亦有所增加，使药物的分布容积增大，血药浓度低于非妊娠期，药物与蛋白质结合率也会降低，游离型药物增多。妊娠期间，药物的代谢能力有所增强，这与妊娠期间孕激素浓度增高，引起肝微粒体药物羟化酶活性增加有关。妊娠期心输出量增加，肾血流量及肾小球滤过均增加，肾排泄药物或其代谢产物加快，使主要以原形从尿中排出的药物消除加快。

胎盘将母血与胎儿血分开，即"胎盘屏障"。绒毛膜是胎盘主要功能部分，起着物质交换和分泌某些内分泌激素的重要作用。大部分药物经胎盘转运进入胎儿体内，也有少量药物经羊膜转运进入羊水中，胎儿通过吞饮羊水，药物经胃肠道而被吸收。胎儿肝、脑器官相对较大，血流量大。胎儿血—脑屏障发育不健全，药物易进入中枢神经系统。胎儿的肝是药物代谢的器官，妊娠第7～8周即可对药物进行代谢，但对药物的消除能力低。胎儿进行药物消除的方式是将药物或其代谢物经胎盘返运回母体，由母体消除。若药物经代谢脂溶性降低，则返回母体血中的速度降低，药物易在胎儿体内蓄积。

（二）妊娠期和哺乳期用药的安全性

妊娠期母体和胎儿是处于同一环境中的两个紧密联系的独立个体。药物可通过胎盘进入胎儿体内，这是药物的直接毒性作用，也可通过影响胎盘功能而间接影响胎儿，或作用于母体间接影响胎儿。药物对胎儿的毒性作用不仅能表现在各组织器官形态和结构上，也可能表现在生理功能和生长、发育等方面异常。

由于妊娠期不同阶段胚胎发育的特点，药物对胎儿的毒性表现也各不相同。在妊娠前20天内，胚胎发育正处在细胞增殖早期，药物损害常导致胚胎死亡或流产。在妊娠第三周至三个月末是细胞分化器官形成期，是药物致畸最敏感的阶段。药物损害可影响器官形成，导致畸形。三个月后器官已分化完成，药物很少致畸，但药物毒性可使胎儿发育迟缓或造成某些器官功能缺陷。所以，孕妇选药应慎重。一些疾病，如糖尿病、癫痫的惊厥发作、子宫内感染等也有致畸的可能。

为了方便临床对妊娠妇女治疗药物选择，欧美部分国家对部分药物的妊娠妇女治疗获益和胎儿潜在危险进行了评估，将药物分为五类，分别用A、B、C、D和X这5个字母表示。需要强调的是，该分类是在药物常用剂量下评价妊娠期妇女用药对胎儿的危害性，药物作用有剂量的差异。当A类药大剂量时则可能归于C类或X类。这一分类是根据药物治疗获益和潜在危险进行评估，并不反映药物的真正毒性大小。

妊娠期用药需有明确指征。在妊娠期，A类、B类药可安全使用，C类药在权衡利弊后慎重使用，D类和X类药在妊娠期应避免使用。若小剂量有效，则应避免用大剂量；单药有效，则避免联合用药。用药时需了解妊娠时间，在妊娠期的前三个月是胚胎器官形成期，应尽量避免使用药物。若病情急需，应用了确定对胎儿有危害的药物，则应采取终止妊娠措施。

哺乳是一个重要的生理过程，几乎所有药物均能分泌进入乳汁并可被婴儿吸收。药物进入乳汁的浓度与药物的脂溶性等性质有关。扑米酮和乙琥胺在乳汁与血浆中的浓度比率高于0.6。氯霉素在乳汁与血浆中的比率约为0.5，可能引起新生儿骨髓抑制，故哺乳妇女应禁用。克林霉素在乳汁中的浓度可高于血浆浓度的数倍，能引起假膜性结肠炎，故应禁用。甲硝唑在乳汁中浓度较高，可对婴儿血液及神经系统产生毒性，应禁用。若必须进行药物治疗，则应停止哺乳。

二、小儿用药

小儿是很不成熟的个体，从解剖结构到生理和生化功能都处于不断发育的时期，特别是肝、肾功能与成人差异很大。小儿的药动学和药效学特征与成人相比差异显著，不仅可能存在量的差别，甚至可能产生质的差别。应根据小儿身体的特殊性及药物在体内的药动学和药效学特点选择用药。

（一）小儿的生理特征

小儿，特别是新生儿及婴幼儿，其机体组织中水的比例比成人高，正常成人为60%，新生儿为70%，而早产儿可高达85%以上，过多的水分主要是细胞外液。水溶性药物的分布容积增大，血药浓度降低，并使药物消除减慢。小儿皮下毛细血管丰富，其体表面积与体积的比例约是成人的两倍，外用药物很容易通过皮肤黏膜吸收。小儿体内脂肪含量低，使脂溶性药物分布容积变小，易中毒。小儿血浆蛋白质浓度低，结合力较差，游离药物浓度明显增加。新生儿对阿司匹林和地西泮敏感的原因可能与其脑组织中游离药物浓度增加有关。尤其是在应用与血浆蛋白质结合率较高的药物时，较易引起药效增强或中毒。小儿调节水和电解质代谢的功能较差，对可引起水盐代谢紊乱的药物特别敏感。新生儿神经系统发育不健全，很多药物易通过血—脑屏障，使中枢神经系统易受药物影响。小儿胃肠道蠕动不规则，药物吸收不稳定。肝功能尚未完善，易造成药物在体内的蓄积而引起严重的不良反应。小儿肾小球滤过率和肾小管分泌功能发育不全，按体表面积计算分别为成人的30%～40%和20%～30%，药物消除能力较差。

（二）小儿药物治疗注意事项

第一，考虑药物治疗安全性。小儿使用抗菌药物的基本原则与成人相同。氨基糖苷类、四环素类及氯霉素可分别造成第八对脑神经损伤、骨骼和牙齿损害及"灰婴综合征"，应注意使用。喹诺酮类药物可能损害幼年时期的骨关节软骨组织，幼儿及青少年不宜选用。小儿使用抗癫痫药物需要根据血浆药物浓度监测来进行药物剂量调整。丙戊酸钠有肝毒性，两岁以下儿童在合用其他抗癫痫药时较易发生，用药期间应注意查肝功能。小儿中枢神经系统对药物敏感，要防止镇痛药与解热镇痛药等药物对中枢神经系统的过度抑制。

第二，剂量计算法。小儿用药剂量估算方法有三种：一是按年龄比照成人剂量折算；二是按小儿体重比照成人剂量估算；三是按体表面积计算。许多药物推荐剂量是按照体表面积计算的。不同方法的计算结果可能有差异，而且有的计算公式的参数是源自国外人群数据。无论采用哪种方法计算，其共同缺点是把小儿看成小型成人。临床上应根据具体情况，视药物的药理作用和药代学特点、各期儿童的生理特点和病情轻重以及临床经验斟酌应用，而不应机械地套用。有条件的应测定血药浓度，按照药动学参数调整给药方案。

根据年龄比照成人剂量估算法。出生至1个月：成人剂量的1/18～1/14；1～6个月：成人剂量的1/14～1/7；6个月至1岁：成人剂量的1/7～1/5；1～2岁：成人剂量的1/5～1/4；2～4岁：成人剂量的1/4～1/3；4～6岁：成人剂量的1/3～2/5；6～9岁：成人剂量的2/5～1/2；9～14岁：成人剂量的1/2～2/3；14～18岁：成人剂量的2/3至全量。

根据体重比照成人剂量估算。小儿剂量=成人剂量×儿童体重（kg）/60（kg）（成人平均体重）。

根据体表面积估算。小儿剂量=成人剂量×小儿体表面积（m²）/1.73（m²）：1.73m²为体重70kg成人的平均体表面积。小儿体表面积可根据身高、体重查得，也可按以下公式估算：小儿体表面积（m²）=[体重（kg）×身高（cm）/3 600]$^{1/2}$；或者小儿体表面积（m²）=小儿体重（kg）×0.035+0.1；或者小儿体表面积（m²）=（年龄+5）×0.07。体重30kg以上者按后两式算得的体表面积可每增5kg体重加0.1 m²。

三、老年人用药

老年人通常指年龄超过65岁的人。老年人的生理生化功能减退，自稳机制下降，对药物的处置和药物的反应性等发生改变。因此，在用药方面比较讲究。

（一）老年人生理及药动学的改变

老年人生理功能一般会发生较大改变：神经系统结构与功能的改变，中枢神经元递质合成减少；心肌收缩力减弱，心脏收缩期延长，血压上升，压力感受器敏感性下降，血管弹性减弱，外周阻力增大，血流速度减慢；肺活量减少；消化系统功能减弱，肠平滑肌张力下降，肝微粒体氧化功能下降；肾血流灌注量降低，肾小球滤过率降低，肾小管分泌能力和重吸收能力降低，肾肌酐清除率减少等。

老年人的机体药物学的改变：老年人胃肠道活动减弱，胃酸分泌减少，胃内酸度降低，将影响弱酸性药物和弱碱性药物的解离度和脂溶性，从而影响吸收。老年人总体液和细胞外液与体重的比例减少，体内脂肪比例增加。脂溶性药物如氯氮䓬、地西泮等更易分布到周围脂肪组织中，使分布容积增大；亲水性药物如对乙酰氨基酚、哌替啶等则分布容积减小，血药浓度增加。血液白蛋白含量减低，应用蛋白结合率高的药物如普萘洛尔、苯妥英钠、甲磺丁脲、地西泮、华法林、洋地黄毒苷等，可因结合量减少使血中游离药物浓度增高。肝生物转化功能随年龄增长而相应降低，主要是肝血流量下降及肝微粒体酶活性降低等因素所致。经肝药酶灭活的药物半衰期往往延长，血药浓度升高。例如苯巴比妥、对乙酰氨基酚、保泰松、吲哚美辛、氨茶碱、三环类抗抑郁药等，血药浓度约增高1倍，作用时间延长。老年人药酶活性减弱也存在个体差异。老年人药物排泄能力下降，即使无肾疾病，主要经肾排泄的药物，排泄量也随年龄增长而减少。老年人应用地高辛、头孢菌素类、四环素类、阿司匹林、磺胺类、降血糖药、锂盐、甲氨蝶呤等药物，半衰期均有相应延长，应相应减少剂量。

（二）老年人药物治疗注意事项

1. 老年人心血管系统用药

硝酸酯类适用于所有年龄组的稳定型心绞痛，老年人舌下给硝酸甘油应坐着或躺下，以防止脑血流灌注不足而晕倒。老年人消除维拉帕米的半衰期较年轻人长，长期服用该药应减少剂量。地高辛能改善伴有房颤的老年心力衰竭患者的症状，但应减小其维持剂量，通常给予成人常规剂量的1/2或者1/4。血管紧张素转换酶抑制剂能改善心力衰竭症状，大多数血管紧张素转换酶抑制剂经肾排泄，老年患者维持剂量应减小。利多卡因常用于治疗室性心律失常，老年人清除率降低，剂量应减少50%，必要时监测血药浓度。阿司匹林常用于抗血小板聚集，预防中风，但容易引起出血，应从最低剂量开始。

2．老年人糖尿病用药

2型糖尿病是中、老年人常见疾病。口服降血糖药用于老年患者应从小剂量开始，防止发生低血糖反应。由于低血糖症状难以察觉，有可能造成老年患者昏迷或跌倒等严重后果。

3．老年人疼痛与麻醉用药

老年人应用非甾体抗炎药及吗啡类镇痛药应从小剂量开始，按照疼痛程度或耐受性再适当增加剂量。老年患者用硫喷妥钠诱导麻醉所需剂量可降低50%，这是因为从中枢神经系统清除减慢。琥珀胆碱和维库溴铵对老年人的神经肌肉阻滞作用起效较慢，清除也减慢，肌松持续时间延长。

四、基因多态性与临床用药

基因多态性造成患者之间的个体差异，使同一种药物对不同的个体可产生不同的药物反应。从药物进入机体至产生药物反应的过程中，基因多态性可以影响其药动学和药效学的各个环节，从而引起药物反应的个体差异。遗传药理学主要是研究遗传多态性在药物反应个体差异中作用的学科。

在药效学方面，人群中一定比例的个体在蛋白质方面（包括受体、酶、离子通道等），尤其是受体的数量、结构、功能等方面存在变异，从而药物与靶蛋白亲和力及药物活性等方面出现差异。在药动学方面，转运蛋白的多态性可影响药物的吸收、分布等，如跨膜外转运泵P-糖蛋白的过量表达可降低某些药物的口服生物利用度，同时也与肿瘤细胞的多药耐药有关；血浆蛋白质则可因基因多态性而致功能异常，进而影响游离血药浓度和药物的分布；某些转运载体和金属结合蛋白的变异也是引起机体对药物或金属离子吸收分布异常的主要因素。多数药物需要代谢酶进行生物转化，代谢酶的多态性可以直接影响药物的代谢。

第一，细胞色素P450酶。细胞色素P450酶系参与了药物、致癌物、类固醇激素、脂肪酸等物质的氧化代谢。该酶系按家族、亚家族和酶个体三级进行分类。S-美芬妥英、奥美拉唑、氯胍主要经CYP2C19氧化代谢。近20%的亚洲人为CYP2C19的突变纯合子形式，属弱代谢型。CYP3A亚家族在成人肝CYP酶总量中占25%，它也是肠道中重要的酶，临床约60%的药物经由CYP3A代谢。表鬼臼毒素、依托泊苷、替尼泊苷、异环磷酰胺、长春碱及长春酰胺均为CYP3A的底物。CYP3A将表鬼臼毒素代谢成表鬼臼毒素儿茶酚等，这些代谢产物可损伤DNA。基因突变型降低CYP3A4的酶活性，可减少表鬼臼毒素儿茶酚代谢物的产生。

第二，乙醛脱氢酶。乙醇在体内主要由乙醇脱氢酶和CYP2E1水解成乙醛和甲酮，乙醛被乙醛脱氢酶转化为乙酸。A1DH2缺损，不能迅速转化由乙醇代谢生成的乙醛，这是某些人对酒精敏感的主要原因。约半数中国人和日本人肝内A1DH2功能缺乏，但在白人和黑种人中，未发现有这种酶功能缺失者。

第三，丁酰胆碱酯酶。丁酰胆碱酯酶主要催化代谢灭活琥珀胆碱、普鲁卡因、辛可卡因、丁卡因、阿司匹林等药物。班布特罗在该酶的作用下生成特布他林，发挥支气管扩张作用。丁酰胆碱酯酶的活性在人群中呈遗传多态性分布：常规剂量的肌松药琥珀胆碱使多数患者肌肉麻痹持续仅2~6分钟，但少数患者肌肉麻痹可持续1小时以上，不得不借助机械通气以维持呼吸。这些患者血中丁酰胆碱酯酶对琥珀胆碱的亲和力很低，不能迅速水解代谢药物，肌松作用时间大大延长。这样的个体在应用普鲁卡因或氯普鲁卡因时，皮肤麻醉或硬膜外麻醉的作用时间明显延长，甚至出现毒性反应。

第四，N–乙酰转移酶。人体内N–乙酰转移酶有两种：NAT1、NAT2。NAT2能催化异烟肼等肼类化合物和具有致癌性的芳香胺或杂环胺类化合物的N位的乙酰化，代谢活性呈多态性分布。按照乙酰化表型将人群分为三类：慢型乙酰化代谢者、快型乙酰化代谢者和中间型乙酰化代谢者。异烟肼的神经系统毒性和肝毒性，其发生率与患者的NAT2表型有关。周围神经炎继发于维生素B_6缺乏，慢型乙酰化代谢者体内由于乙酰辅酶A的相对缺乏，可导致维生素B_6缺乏，而易患周围神经炎，表现为手脚震颤、麻木，同时服用维生素B_6可预防及治疗此反应。异烟肼在体内经NAT2代谢为乙酰化异烟肼，并进一步被代谢生成具有肝毒性的产物，所以快型乙酰化代谢者服用异烟肼后，常有暂时性转氨酶升高现象，易产生肝毒性。

第五，甲基转移酶。甲基转移酶为催化甲基结合反应的酶。硫嘌呤甲基转移酶主要催化芳香及杂环类巯基化合物的S–甲基化反应。硫嘌呤的体内抗肿瘤活性形式为巯基嘌呤核苷酸，也产生骨髓抑制作用。红细胞硫嘌呤甲基转移酶活性在人群中约90%为高酶活性，6%～11%为中等酶活性，0.3%为低酶活性。基因突变酶活性下降者应用巯嘌呤，可能导致细胞内巯基嘌呤核苷酸蓄积，亦可导致骨髓抑制和继发性肿瘤，应将剂量减少到标准剂量的1/15～1/10；而高酶活性者，细胞内巯基嘌呤核苷酸浓度很低，骨髓抑制少，但疗效下降，可能增加白血病的复发率。

第四章　硝酸酯类药物

硝酸酯能扩张心外膜狭窄的冠状动脉和侧支循环血管，使冠脉血流重新分布，增加缺血区域尤其是心内膜下的血流供应。本章围绕硝酸酯类药物，分别论述硝酸酯类药物的作用机制、分类、特点，硝酸酯类药物的耐药性和常用硝酸酯类药物。

第一节　硝酸酯类药物的作用机制

一、血管受体的主要作用

硝酸酯是非内皮依赖性的血管扩张剂，无论内皮细胞功能是否正常，其均可发挥明确的血管平滑肌舒张效应。因此，"硝酸酯受体"可能位于平滑肌细胞而不是在内皮细胞。硝酸酯进入血液循环后，通过特异性的代谢酶转化为活性的一氧化氮分子（NO），与血管平滑肌细胞膜上NO受体结合后，激活细胞内鸟苷酸环化酶，使环磷酸鸟苷浓度增加，Ca^{2+}水平下降，引起血管平滑肌舒张。

二、降低心肌氧耗量的作用

硝酸酯扩张静脉血管，使血液贮存于外周静脉血管床，从而减少回心血量，降低心脏前负荷和室壁张力；扩张外周阻力小动脉，使动脉血压和心脏后负荷下降，从而降低心肌氧耗量。

三、抗血小板的主要作用

硝酸酯具有抗血小板聚集、抗栓、抗增殖，改善冠脉内皮功能和主动脉顺应性、降低主动脉收缩压等作用，也可能在硝酸酯的抗缺血和改善心功能等作用中发挥协同效应。

研究表明，以治疗剂量静滴硝酸甘油可在健康志愿者、不稳定型心绞痛及急性心肌梗死中抑制血小板聚集，但临床上未能证实其改善了心肌梗死患者的预后，这说明硝酸酯这种抗血栓的作用临床意义十分有限。除静脉滴注给药途径外，硝酸甘油贴片也有效抑制血小板聚集，但口服硝酸甘油给药途径未能证实有抑制血小板聚集的作用。

第二节　硝酸酯类药物的分类及其特点

一、硝酸酯的生物利用度和硝酸酯的半衰期

不同的硝酸酯剂型有不同的特点，因其区别很大，所以必须区别对待。作为一类药物，硝酸酯可以从黏膜、皮肤和胃肠道吸收。其基本剂型硝酸甘油的药代动力学特点很独特，半衰期仅有几分钟，可迅速从血液中消失，大部分在肝脏外转化为更长效的活性二硝基硝酸酯、二硝基异山梨醇酯。但是后者必须首先在肝脏转化为单硝基硝酸酯，其半衰期变为4~6小时并最终经肾脏排泄。因此，单硝基硝酸酯制剂没有肝脏首过效应，生物利用度完全，目前被临床广泛应用。

二、硝酸酯的分类与药代动力学基本特点

（一）硝酸甘油

硝酸甘油经皮肤和口腔黏膜吸收，较少从消化道吸收。其有舌下含片、静脉、口腔喷剂和透皮贴片等多种剂型。口服硝酸甘油，药物在肝脏内迅速代谢，生物利用度极低，约为10%，因此口服硝酸甘油无效。舌下含服该药吸收迅

速完全，生物利用度可达80%，约2～3分钟起效，5分钟达最大效应，作用持续20～30分钟，半衰期仅数分钟。硝酸甘油在肝脏迅速代谢为几乎无活性的两个中间产物1，2-二硝酸甘油和1，3-二硝酸甘油，它们经肾脏排出，血液透析清除率低。

硝酸甘油含片性质不稳定，其有效期大约为3个月，需避光保存于密闭的棕色小玻璃瓶中，每三个月更换一瓶新药。例如，舌下黏膜明显干燥需用水或盐水湿润，否则含化无效。含服时应尽可能坐立，以免加重低血压反应。对心绞痛发作频繁者，应在大便或体力劳动前5～10分钟预防性含服。

硝酸甘油注射液须用5%的葡萄糖注射液或生理盐水稀释混匀后静脉滴注，不得直接静脉注射，且不能与其他药物混合。由于普通的聚氯乙烯输液器可大量吸附硝酸甘油溶液，使药物浓度损失达40%～50%，因而，需要适当增大药物剂量以达到其血药浓度，或选用玻璃瓶及其他非吸附型的特殊输液器，静脉给药时须同时尽量避光。静脉滴注硝酸甘油起效迅速，清除代谢快，剂量易于控制和调整，加之直接进入血液循环，避免了肝脏首关清除效应等优点，因此其在急性心肌缺血发作、急性心力衰竭和肺水肿等治疗中占据重要地位。但大量或连续使用可导致耐药，因而，需要小剂量、间断给药。长期使用后需停药时，应逐渐减量，以免发生反跳性心绞痛等。因药物过量而导致低血压时，应抬高双下肢，增加静脉回流，必要时可补充血容量及补充升高血压药物。

硝酸甘油贴膏，是将硝酸甘油储在容器或膜片中经皮肤吸收向血中释放，给药60～90分钟达最大血药浓度，有效血药浓度可持续2～24小时或更长。尽管贴膏中硝酸甘油含量不一样，但24小时内释放的硝酸甘油量取决于贴膏覆盖的面积而不是硝酸甘油的含量。无论其含量如何，在24小时内所释放的硝酸甘油总量是$0.5 \, mg/cm^2$。

硝酸甘油喷雾剂，释放量为每次0.4 mg，每瓶含200次用量。

（二）硝酸异山梨酯

硝酸异山梨酯的常用剂型包括口服平片、缓释片、舌下含片，以及静脉制剂等。口服吸收完全，肝脏的首关清除效应明显，生物利用度为20%～25%，平片15～40分钟起效，作用持续2～6小时；缓释片约60分钟起效，作用可持续12小时。舌下含服生物利用度大约60%，2～5分钟起效，15分钟达最大效应，作用持续1~2小时。硝酸异山梨酯母药分子的半衰期约1小时，活性弱，主要的药理学作用源于肝脏的活性代谢产物5-单硝酸异山梨酯，半衰期为4~5小时，而另一个代谢产物2-单硝酸异山梨酯几乎无临床意义。代谢产物经肾排出，不能经血液透析清除。其静脉注射、舌下含服和口服的半衰期分别为20分钟、1小时和4小时。

（三）5-单硝基异山梨醇酯

5-单硝酸异山梨酯是最近研制的新一代硝酸酯药物，临床剂型有口服平片和缓释片，在胃肠道吸收完全，无肝脏首关清除效应，生物利用度近乎100%。母药无需经肝脏代谢，直接发挥药理学作用，平片30~60分钟起效，作用持续3~6小时，缓释片60~90分钟起效，作用可持续约12小时，半衰期为4~5小时。在肝脏经脱硝基为无活性产物，主要经肾脏排出，其次为胆汁排泄。肝病患者无药物蓄积现象，肾功能受损对本药清除亦无影响，可由血液透析清除。

由于5-单硝酸异山梨酯口服无肝脏首关清除效应，静脉滴注的起效、达峰和达稳态的时间亦与同等剂量的口服片相似，因此5-单硝酸异山梨酯静脉剂型缺乏临床应用前景，欧美国家也没有该剂型用于临床。

第三节　硝酸酯类药物的耐药性

硝酸酯耐药性是指连续使用硝酸酯后血流动力学和抗缺血效应的迅速减弱乃至消失的现象。可分为假性耐药、真性耐药亦称血管性耐药，以及交叉性耐药三类。假性耐药发生于短期（1天）连续使用后，可能与交感—肾素—血管紧张素—醛固酮系统等神经激素的反向调节和血管容量增加有关。血管性耐药最为普遍，发生于长期（3天以上）连续使用后引起血管结构和功能的改变。交叉性耐药是指使用一种硝酸酯后，抑制或削弱其他硝酸酯或NO供体性血管扩张剂及内源性NO等的作用，两者发生机制相似，可能与血管内过氧化物生成过多以及生物活化/转化过程异常等有关。例如，巯基耗竭可导致硝酸酯在血管内的生物转化异常而引发耐药。硝酸酯一旦发生耐药不仅影响临床疗效，而且可能加剧内皮功能损害，对预后产生不利影响。因此，长期使用硝酸酯时必须采用非耐药方法给药。

任何剂型的硝酸酯使用不正确均可导致耐药，如连续24小时静脉滴注硝酸甘油，或不撤除透皮贴剂，以非耐药方式口服几个剂量的硝酸异山梨酯或5-单硝酸异山梨酯等。早在1888年这一现象即被报告，随着硝酸酯的广泛应用，这一问题日益突出，但确切机制目前仍未明确。已有大量的证据说明，若持续维持血液中高浓度硝酸酯，则必定出现对硝酸酯的耐药性。因此，偏心剂量法间歇治疗已成为标准治疗法。

第四节　常用硝酸酯类药物

硝酸酯类药物包括硝酸甘油、二硝酸异山梨醇酯、5-单硝基山梨醇酯、戊四硝酯、亚硝酸异戊酯等。各种制剂的作用时间不同，根据药物作用半衰期及药效持续时间可将它们分为短、中、长效制剂，各种制剂的使用形式多样，如口服、含化、口腔喷雾及吸入、静脉、皮肤贴膏、直肠用药及冠状动脉内注射等。

一、硝酸甘油

（一）硝酸甘油的药理作用

硝酸甘油为抗心绞痛药，能直接松弛平滑肌，对胆碱能及肾上腺素能神经支配的平滑肌有效，但以松弛血管平滑肌作用最强，尤其是小血管平滑肌，使小动脉舒张，外周阻力和血压下降，心脏前负荷减轻。可使小静脉舒张，回心血量减少，心排血量降低，结果使心脏做功和耗氧量均减少，以缓解和消除心绞痛症状。此外，硝酸甘油还能促进冠脉血管侧支循环形成，并能拮抗去甲肾上腺素、血管紧张素的缩血管作用。硝酸甘油虽不能明显增加典型心绞痛患者的冠脉总血流量，但能使心肌血流重新分配。在心绞痛发作时，左心室舒张末压增高，使心内膜下层缺血最为严重，而硝酸甘油能降低左心室舒张末压，使血液易于从心外膜向缺血的心内膜下区域流动，增加心内膜下区的血液供应，增加灌流量和供氧量。

（二）硝酸甘油的适应证与禁忌证

适应证：主要有治疗心绞痛、充血性心力衰竭及肺水肿。

禁忌证为：脑出血或脑外伤、严重贫血、梗阻性心肌病、青光眼、休克、严重低血压、伴低灌注的急性心肌梗死患者和对硝酸酯和亚硝酸酯过敏者禁用。妊娠前3个月及哺乳期慎用。

（三）硝酸甘油的规格与剂型

硝酸甘油的规格与剂型具体如下：①片剂。0.3 mg；0.5 mg；0.6 mg；②缓释片。1.0 mg；2.5 mg；③长效胶囊剂。2.5 mg；2.6 mg；6.5 mg；④注射剂。1 mg，每支1 mL；2 mg，每支1 mL；5 mg，每支1 mL；10 mg，每支1 mL；⑤软膏剂。2%，每支30 g；⑥贴膜剂。0.5毫克/格片；⑦喷雾剂。200次/瓶，每次0.4 mg；⑧口颊片。1 mg；2.5 mg；⑨贴剂（透皮释放治疗系统）。16毫克/贴片，25毫克/贴片。

（四）硝酸甘油的用法与用量

硝酸甘油的用法与用量，具体如下：

第一，下含服用于防治心绞痛，每次0.25～0.5 mg，如有需要，5分钟后可再用，一日总量不超过2 mg。

第二，药预防心绞痛发作，长效胶囊，1粒/次，1次/12小时释片，每次2.5 mg，1次/12小时，作用可延续8～10小时。

第三，药软膏，1.5×3 cm，2次/日，涂于前臂或胸部，预防心绞痛发作；贴剂，一般释出率为每24小时2.5～10 mg，每日1片，贴于胸前皮肤，剂量可根据需要酌情增加。为防止耐药，也有隔12小时贴12小时的用法，预防心绞痛发作，也可与洋地黄或利尿剂合用，以治疗慢性心力衰竭。

第四，药对着口腔向舌下黏膜喷射1～2次，相当于硝酸甘油量0.5～1.0 mg。

第五，缓解急性心肌梗死，1～5 mg溶于5%或10%葡萄糖注射液100 mL中，以10～20滴/分静滴，根据病人反应，每15分钟可递增剂量25%～50%，用于外科手术降低血压时，可将剂量增到20 mg，以60滴/分静滴，待血压降至预计值时，再调至10～15滴/分，注意剂量应个体化。

第六，给药口颊片，1次0.1 mg于口颊犬齿龈上，3～4次/日，需要时可增至每次2.5 mg，3～4次/日。

（五）硝酸甘油的不良反应与注意事项

1. 硝酸甘油的不良反应

因血管扩张，硝酸甘油可引起头痛、面部潮红、灼热感、眩晕、耳鸣、恶心、呕吐、皮疹、视力模糊、心动过速等，重者产生血压骤降、口唇指甲青紫、气短、虚脱等。外用经与皮肤接触可有轻微痒感和烧灼感，皮肤轻微变红，一般在停药后数小时自然消失。

2. 硝酸甘油的注意事项

硝酸甘油的注意事项具体有以下八点：

第一，硝酸甘油可致眼内压及颅内血管扩张，使眼内压及颅内压升高，故青光眼及颅内高压者禁用。

第二，宜舌下含服，不要口服。

第三，长期用药者突然停药可诱发心绞痛、心肌梗死乃至猝死，故需逐渐停药并合用其他药物。

第四，应用含服及喷雾给药的患者应保持坐位，初次含服者，可酌情减量一半，以减轻不良反应。

第五，连续用药可产生耐受性，宜采用偏心剂量间歇给药。

第六，心绞痛发作频繁的患者，应在大便前含服，以预防发作。

第七，为了保持硝酸甘油片的疗效，应将此药放入密闭的避光的有色瓶内，并注意药物的有效期，及时更换接近失效期的药片。

第八，与β受体阻滞剂合用，应注意血压下降的协同作用。

二、硝酸异山梨醇酯

硝酸异山梨醇酯（二硝酸异山梨醇酯、硝异醇酯、消心痛、异顺脉、异舒吉、爱倍、心痛治、安其仑、可洛地、纳得乐、尼托罗、宁托乐、硝异梨醇等）为使用最广泛的、有效的口服硝酸酯。

（一）硝酸异山梨醇酯的药理作用

药理作用与硝酸甘油相似，直接松弛血管平滑肌，扩张冠状动脉，减轻心脏前后负荷，降低血压和心搏出量，降低心肌耗氧量，此外，尚可促进侧支循环的形成。

（二）硝酸异山梨醇酯的药代动力学

口服经胃肠道吸收迅速而较完全，在体内分布广泛，以血管壁、肺、肾、心脏等部位浓度较高。不受饮食影响，吸收后在肝脏代谢还原、水解、脱硝基生成2和5-单硝酸山梨醇酯，其具有活性，虽作用较原形药物为弱，但其代谢速度仅为硝酸甘油的1/6，血浆半衰期长至2～5小时，大部分经肾由尿液中排泄。舌下给药生物利用度为30%～58.8%，口服给药为10%～29%。舌下含化或咀嚼成碎末含于口腔2～3分钟起效，T_{max}大约为6分钟，$T_{1/2}$约45分钟。口服后15～20分钟起效，T_{max}为30～120分钟，有效作用持续4小时。本品长效制剂T_{max}为1小时，$T_{1/2}$为5小时。口腔喷雾后数秒钟经黏膜吸收，十几秒钟起效，作用持续约90分钟。皮肤喷雾后20分钟渗入皮肤，有效血药浓度可维持10小时。静脉滴入后30分钟达稳定血浆浓度。

（三）硝酸异山梨醇酯的适应证与禁忌证

适应证：主要用于治疗心绞痛、心肌梗死，亦可用于治疗心力衰竭，以减轻心脏前负荷。

禁忌证：休克、低血压、青光眼患者及对硝酸酯类药物过敏者禁用。

（四）硝酸异山梨醇酯的规格与剂型

硝酸异山梨醇酯的规格与剂型具体为：①片剂。2.5 mg；5 mg；10 mg；②缓释胶囊剂。20 mg；40 mg；③注射剂。20 mg（10 mL）；④口腔喷雾剂。17 g（20 mL）；⑤皮肤喷雾剂。50 g（50 mL）；⑥乳膏。1.5 g；10 g。

（五）硝酸异山梨醇酯的用法与用量

硝酸异山梨醇酯的用法与用量，具体如下：

第一，舌下含化。适用于心绞痛急性发作时，常用量为5～10 mg。

第二，口服给药片剂常用量每次10～20 mg，每日3次，适用于心绞痛的预防。缓释胶囊适用于心绞痛的预防、冠心病的长期治疗和心肌梗死后的康复治疗，用量为每次20～60 mg，每日两次。

第三，静脉滴注可明显减少或缓解心绞痛，每次10 mg，稀释于5%葡萄糖注射液或生理盐水注射液250 mL中，滴速每分钟20～80μg，伴心力衰竭者可增至40～100μg，每日1次，一般剂量为每小时2～10 mg。

第四，口腔喷雾剂主要用于心绞痛发作时的治疗和紧急预防，向口腔喷入3～4次，即可达到治疗量2.5 mg，作用可延续1.5小时，每次喷雾间隔30秒，喷用时屏住呼吸，不宜经鼻吸入。皮肤喷雾剂主要用于冠心病、心绞痛的预防和心肌梗死后的康复治疗，用法为将喷口距皮肤20 cm处按压活门，每次喷出0.31 mL液体（含异脉顺30 mg），每次60 mg，每日1～2次。

第五，局部给药外用乳膏，每次0.6 g，均匀涂于心前区约55 cm×5 cm范围内，每日1次。

（六）硝酸异山梨醇酯的不良反应与注意事项

1. 硝酸异山梨醇酯的不良反应

硝酸异山梨醇酯的不良反应等同于硝酸甘油，但程度较轻，可引起剥脱性皮炎。

2. 硝酸异山梨醇酯的注意事项

硝酸异山梨醇酯的注意事项如下：

第一，可有头痛反应，应由小剂量开始，以后逐渐增量。

第二，饮酒可增加不良反应，应禁用。

第三，长期应用可发生耐受性；和其他硝酸酯有交叉耐药性。

第四，舌下含服见效快，口服用于预防发作。

第五，用喷雾剂时，可能因在肺部换气不足区域的血流重新分布而导致暂时性的动脉血氧量下降（低氧血症）。冠心病患者可导致心肌灌注量下降。

三、单硝酸异山梨醇酯

单硝酸异山梨醇酯（5-单硝酸异山梨醇酯、异乐定、欣康片、安心脉、鲁南欣康、长效心痛治、德明、德脉宁、莫诺确特、丽珠欣乐、长效异乐定、臣功再佳、莫诺美地、索尼特、欣乐、欣泰、依姆多、益辛保等）为新一代长效硝酸酯，20世纪80年代首先由法国推入市场并用于临床。

（一）单硝酸异山梨醇酯的药理作用

单硝酸异山梨醇酯主要通过扩张外周血管，特别是静脉容量血管，减少回心血量，降低心脏前、后负荷而使心肌耗氧量减少，发挥其抗心肌缺血作用。

（二）单硝酸异山梨醇酯的药代动力学

单硝酸异山梨醇酯为硝酸异山梨醇酯的代谢产物，口服后在胃肠道吸收迅速而完全，没有肝脏首关效应，生物利用度几乎达100%。口服后10分钟即可分布到全身组织，以心脏、脑组织、胰腺浓度为高，脂肪组织、皮肤、大肠、肾上腺和肝脏含量较小。静脉注射后约9分钟内分布到总体液中，分布容积为0.6～0.7 L/kg。单硝酸异山梨醇酯的蛋白结合率＜5%，平均清除半衰期为4～5小时。单硝酸异山梨醇酯主要经肾脏排泄，其次从胆汁排泄，口服48小时内从上述两个途径的排泄比率为81%和18%，排泄形式为异山梨醇（41%）和葡萄糖酸酸结合物（21%）。老年人、肝功能或肾功能损害及心功能不全患者的清除率与健康年轻人无区别。口服与静脉给药的血药浓度相似，由于5位亚硝基基团的立体构型阻碍了肝脏对硝酸酯酶的作用，故药物解离慢，血中浓度稳定，半衰期达4～5小时，有效血液动力学效应可达8小时。

（三）单硝酸异山梨醇酯的适应证与禁忌证

1. 适应证

主要适用于冠心病的长期治疗、心绞痛的预防、急性心肌梗死后的康复治疗及肺动脉高压的治疗，也可用于慢性心力衰竭的患者。

2. 禁忌证

严重低血压、急性循环衰竭、急性心肌梗死伴有低充盈压者、肥厚梗阻型心肌病、缩窄性心包炎或心包填塞、严重贫血、青光眼、颅内压增高、对硝基化合物过敏者、妊娠前3个月者禁用。

（四）单硝酸异山梨醇酯的规格与剂型

单硝酸异山梨醇酯的规格与剂型具体为：①片剂。10 mg，20 mg，40 mg，60 mg；②缓释片。60 mg；③缓释胶囊剂。40 mg，50 mg；④注射剂。20 mg（5 mL）；25 mg（20 mL）。

（五）单硝酸异山梨醇酯的用法与用量

口服给药普通片剂常用量为1次20 mg，每日2～3次，餐后吞服，并视病情可逐渐增至每次40～60 mg。长效异乐定是其长效制剂，常用量为50 mg，每日1～2次。

静脉滴注20 mg或25 mg，用5%葡萄糖注射液250 mL稀释后从每小时1～2 mg开始静滴，根据患者的反应调整剂量，最大剂量为每小时8～10 mg，用药期间须密切观察患者的心率及血压。由于个体反应不同，需个体化调整剂量。

（六）单硝酸异山梨醇酯的不良反应与注意事项

1. 不良反应

等同于硝酸甘油，但不良反应较轻。

2. 注意事项

第一，长期服用可产生耐受性；和其他硝酸酯有交叉耐药性。

第二，与其他血管扩张剂、钙拮抗剂、β受体阻滞剂、抗高血压药、三环抗抑郁药及酒精合用，可强化本类药物的降血压效应。

第三，这类药物的研究均在成人中进行，无比较儿童与成人用药情况的资料，故不推荐用于儿童。

第四，老年患者对本类药物的敏感性可能更高，更易发生头晕等反应。

四、戊四硝酯

戊四硝酯（长效硝酸甘油、硝酸戊四醇酯、硝酸季戊醇、四硝基季戊醇等）目前已很少应用。

五、亚硝酸异戊酯

亚硝酸异戊酯（亚硝酸戊酯）是作用最快的硝酸酯类药物，但目前已很少应用。

第五章　β受体阻滞剂

β受体阻滞剂的发现和应用是现代临床药物领域中最重要的进展之一。本章从β受体阻滞剂的基础药理学特性、药代动力学特点、主要临床作用、适应证和药物不良反应等方面加以阐述，还介绍了临床常用的几种受体阻滞剂的主要特点。

第一节　β受体阻滞剂的基础药理学特性及临床意义

人体的β肾上腺素能受体主要分为三种亚型，与心血管效应有关的主要见于前两种。

β_1肾上腺素能受体主要存在于心脏、肠道、肾脏分泌肾素的组织，支气管组织中也有少量的β_1受体分布。

β_2肾上腺素能受体主要存在于气管和血管平滑肌、胃肠道、子宫、胰腺的胰岛素分泌组织，心脏和大的冠状动脉也分布少量的β_2受体。此外，与新陈代谢有关的多为β_2受体亚型。

β_3肾上腺素能受体主要分布于脂肪细胞。

在正常人体心脏中，β_1受体亚型与β_2受体亚型的构成比是70：30。正常情况下，β_1受体主要调节心率和心肌收缩力，但是在应急情况下，由于肾上腺素的大量释放，β_2受体激动剂也可使心率和心肌收缩力增加。

在人体的特定组织中，往往并不仅仅含有一种β受体亚型，而且受体的数目和对儿茶酚胺的敏感性也非静止状态，而是随着组织调控环境的变化而发生动态改变，这种动态变化常常具有重要的临床意义。

一、β受体阻滞剂的结构及其分类

β受体阻滞剂的化学结构与其激动剂异丙肾上腺素十分类似，它由芳香族环状结构和乙醇胺侧链所组成，环状结构上附属物的不同和侧链中非对称碳原子上羟基位置的差异导致了药理学方面的多样性。前者主要决定其是否具有内在拟交感活性（partial agonist activity or intrinsic sympathomimetic activity，简称ISA），膜稳定作用（membrane-stabilizing activity，简称MSA）和心脏选择性，而后者主要决定与受体的亲和力。

大多数β受体阻滞剂都存在旋光异构体（optical isomers）。β受体的阻滞特性几乎均见于阴性的左旋立体异构体（negative levorotatory stereoisomer），阳性的右旋立体异构体（positive dextrorotatory stereoisomer）大都没有明显的临床价值，除了d-nebivolol和d-索他洛尔，因为前者具有β受体阻滞特性，后者似具有Ⅲ类抗心律失常特性。拉贝洛尔和nebivolol有4种异构体，而卡维地洛有两种，β受体的阻滞特性见于阴性左旋异构体，而α受体的阻滞特性既见于阴性左旋异构体，又见于阳性右旋异构体。

因此，β受体阻滞剂根据选择性可分为选择性的β_1受体阻滞剂和非选择性的β受体阻滞剂；也可根据是否具有ISA或MSA加以区分。

二、β受体阻滞剂的内在拟交感活性（ISA）

β受体阻滞剂的内在拟交感活性是指β_1受体阻滞剂在抑制内源性儿茶酚胺与受体结合的同时，却能轻度激活β受体本身，引起心脏的轻度兴奋，而且这种兴奋作用也能被普萘洛尔所阻断。具有这种特性的β受体阻滞剂自身的β受体阻滞作用往往被削弱。

第一个合成的β受体阻滞剂是由于过于强大的ISA而无法用于临床实践。其后一些具有轻、中度ISA的β受体阻滞剂被证明也可与没有ISA的一样发挥抗心律失常、心绞痛和高血压作用，但是这类β受体阻滞剂能否最终产生降低病人死亡率，改善病人预后的益处仍然存在较大争议。这是因为，目前大规模临床试验的结果证实，在心肌梗死后的二级预防中，只有无ISA的β受体阻滞剂可降低总死亡率。具有ISA的β受体阻滞剂对静息心率的降低作用较小，但能钝化运动后的心率增快反应。相对于无ISA的β受体阻滞剂而言，有ISA的较少发生窦性心动过缓，但是这种特性对临床实践提供的益处也十分有限，因为这类β受体阻滞剂降低心率和心肌收缩力的幅度较小，不能显著减少静息时的心肌氧耗量，从而对休息时的心绞痛或低运动水平引起的心绞痛往往无效，对这些病人不能提供有益的心脏保护作用。具有ISA的β受体阻滞剂还可能对室颤阈值产生不良影响，但是具有微弱ISA的醋丁洛尔已被证实在心肌梗死后的病人中可预防心脏性死亡的发生。由于具有ISA的β受体阻滞剂可降低运动后诱发的心动过速，因此对静息心率相对较低（50~60次/分）而又必须使用β受体阻滞剂的病人可能提供一定的、有限的帮助。即使如此，病态窦房结综合征（sick sinus syndrome，SSS）仍然是这类β阻滞剂的禁忌证。

有ISA的β受体阻滞剂不改变甚至轻度增加肾素分泌，可能引起水、钠潴留，导致水肿发生。尽管少数研究发现有ISA的β受体阻滞剂相对于普萘洛尔而言，可能较少引起心力衰竭、血脂异常、支气管哮喘或外周血管并发症等，但这些结论并没有被完全确立，还需要更多的大规模随机临床试验加以证实。

当某些β受体阻滞剂的剂量超过用于抑制运动诱发的心动过速的50~100倍时（通常已为中毒剂量），对心脏动作电位可产生类似"奎尼丁样（Quinidine-Like）"作用或局部麻醉作用，因此，这种特性的实际临床意义并不大。在β受体阻滞剂的两种异构体中均可显现这种特性，与β受体阻滞作用和主要的抗心律失常作用无关，也没有证据表明其与负性肌力作用有关，因为β受体阻滞剂无论是否具有这种特性，都会对左心室功能产生抑制作用。

三、α受体阻滞特性与受体阻滞剂的直接血管扩张作用

有些β受体阻滞剂在阻滞β受体的同时，还兼有α受体阻滞作用，如拉贝洛尔和卡维地洛。

拉贝洛尔对α受体阻滞作用的强度比酚妥拉明弱6~10倍；对β受体阻滞作用强度比普萘洛尔弱1.5~4倍；对α_1与β受体阻滞强度之比为1∶4。临床用于高血压和心绞痛治疗。

卡维地洛与拉贝洛尔相比，对α_1与β受体阻滞强度之比为1∶10，因此有更

强的 α_1 受体阻滞作用；对 β 受体阻滞的强度比普萘洛尔高2~4倍，目前已证实可用于高血压、心绞痛和慢性心力衰竭的治疗。

布新洛尔（Bucindolol）是非选择性的 β 受体阻滞剂，同时还兼有直接的外周血管扩张作用，但其在有症状心力衰竭中的随机临床试验结果却令人失望。

奈比洛尔是新的选择性的 β 受体阻滞剂，具有独特的促进内皮细胞合成一氧化氮的功能，目前临床试验正在评价其在高血压中的疗效。

第二节 β 受体阻滞剂的药代动力学特点和临床意义

一、β 受体阻滞剂的药代动力学特点

不同的 β 受体阻滞剂具有相似的治疗作用，但其药代动力学特性却差异很大。芳香族环状结构的不同使各种 β 受体阻滞剂在胃肠道吸收程度、肝脏"首关清除效应"、脂溶性、蛋白结合率、体内分布容积、进入脑组织中的浓度、肝脏生物转化率、代谢产物药理学活性、药物及其代谢产物在肾脏清除率等方面存在显著的差异。但是，令人感兴趣的是，有些 β 受体阻滞剂在生物利用度、药物代谢清除和从作用组织部位中的清除速率等方面的药代动力学特性却高度一致。由于 β 受体阻滞剂从作用组织中的清除速率显著低于从血浆中的清除速率，因此，尽管有些受体阻滞剂的血浆消除半衰期较短，而实际临床给药的间隔时间却较长。

根据药代动力学特性，β 受体阻滞剂可分两大类：一类从肝脏代谢清除，其血浆半衰期相对较短；而另一类主要以原药形式从肾脏清除，其半衰期相对较长。普萘洛尔和美托洛尔均为脂溶性，在小肠几乎完全被吸收，大部分经肝脏代谢，个体间的生物利用度变异较大，血浆半衰期相对较短。但需要注意的是，它们临床疗效的持续时间并不与其血浆半衰期相互平行，而是明显延长。因此，临床上一般只需每天一次或两次给药。这两种药物的缓释剂型已用于临床实践，相

对于普通剂型，其药物峰浓度更低，作用持续时间更长，耐受性更好。

与之不同，阿替洛尔和纳多洛尔水溶性更强，在肠道的吸收不完全，主要以原形从肾脏清除。肾功能正常的不同个体之间生物利用度的差异较小，半衰期更长，每天只需给药一次，有利于病人服药的顺应性。

超短效的受体阻滞剂也已用于临床，这类药物对血流动力学不稳定的病人可能有益。艾司洛尔是选择性的 $β_1$ 受体阻滞剂，消除半衰期约为9 min，可迅速被血或肝脏代谢，疾病状态对其影响较小，目前已用于围手术期高血压和室上性心动过速的治疗。普萘洛尔的鼻喷雾剂型，可提供迅速的 $β_1$ 受体阻滞作用，目前临床试验正在验证其疗效。

药物特异性的药代动力学特点（肝脏的首关效应、活性代谢产物、脂溶性和蛋白结合率）在临床中具有重要意义。脂溶性 β 受体阻滞剂口服后，肝脏的"首关清除"效应明显，最终到达体循环中的药量较少，因此，为取得相同的临床疗效，口服剂量通常要比静脉剂量大许多倍。有些 β 受体阻滞剂（醋丁洛尔、奈比洛尔）还存在活性代谢产物，因此，总的临床疗效是药物自身和活性代谢产物两者之间的综合疗效。

脂溶性 β 受体阻滞剂一般更容易透过血—脑屏障，在脑组织中有较高浓度，而水溶性的脑组织中含量相对较低。尽管有些研究发现，脂溶性的 β 受体阻滞剂在中枢方面的副作用如多梦、幻觉、快反应神经活动受损、抑郁、倦怠和阳痿等发生较多，但水溶性的药物是否在这些方面具有更大的优越性，目前仍然没有完全确定。而在中枢有较高浓度的脂溶性 β 受体阻滞剂能够更多地抑制下丘脑的交感输出，其对预防心脏性猝死可能更有效。

二、β受体阻滞剂剂量、血浆浓度与疗效之间的关系

气相色谱分析法可确定药物口服剂量、血浆浓度水平与临床疗效之间的关系。主要经肝脏代谢的脂溶性药物在口服一定剂量后，不同个体之间血浆浓度差异很大，与下列主要因素有关：

（1）不同病人的交感紧张度、循环中的儿茶酚胺水平和受体结合位点的数量及活性存在差异。

（2）许多 β 受体阻滞剂的剂量—效应曲线存在平台期。

（3）测定血浆中药物活性异构体和活性代谢产物的方法学缺乏特异性。

（4）药物的临床疗效有可能比血浆半衰期持续时间更长。

β阻滞剂的血浆浓度水平与临床疗效之间缺乏明确的关联性，因此，不能单纯根据血浆浓度水平来指导临床治疗，而应根据β受体阻滞剂的药代动力学特点和病人的临床反应来综合加以判定。

因此，在使用β受体阻滞剂时应当注意以下问题：

（1）通常采用对运动或异丙肾上腺素诱发的心动过速的阻滞作用来判断β阻滞剂是否发挥了有效的β受体阻滞作用。但这种阻滞作用与口服的药物剂量或血浆水平并不呈线性的正相关。

换言之，随着药物剂量的增加，心室率的下降程度并不随之成倍增加，而是当剂量达到一定水平后，心室率的变化幅度将渐趋平缓，即进入所谓的"平台期效应"。同时，不同个体之间，即使药物剂量相同，由于吸收程度和代谢率之间的差异也会使血浆浓度差别很大，即使血浆浓度水平相同，个体间的交感张力状态、β受体数目和疾病本身等也会导致差异明显的药物反应，因此，β受体阻滞剂的治疗应当个体化。

（2）在治疗心绞痛、心律失常、高血压和慢性收缩性心力衰竭时，常采用剂量递增法使用β受体阻滞剂。临床提示药物剂量已使用充分的常用参考指标是，将静息心率控制在50～60次/分和运动心率降至110次/分以下。由于不同个体间肝脏的"首关清除效应"显著不同，因此，为达到同样的临床疗效，所需普萘洛尔的剂量范围差别也十分明显，在120～480 mg/d。

（3）β受体阻滞剂的有效心脏保护作用剂量（简称CP剂量）可能与临床上常规治疗心绞痛和高血压时的并不吻合。所谓β受体阻滞剂的CP剂量范围，是指经过大规模、随机临床试验证实，能够减少心肌梗死后病死率的剂量范围。在临床上使用β受体阻滞剂时，应尽可能将剂量调整在CP范围内，以期得到最大的临床收益。普萘洛尔的CP剂量范围是160～240 mg/d，美托洛尔是100～300 mg/d。

如果β受体阻滞剂的剂量超过CP范围（如普萘洛尔>240 mg/d），控制心绞痛、高血压或心律失常的作用可能更好，但副作用如呼吸困难、心力衰竭和极度疲劳等也将随之增加，长期使用这种大剂量的β受体阻滞剂可能弊大于利。

并不是所有的β受体阻滞剂都具有心脏保护作用，经临床试验证实，能够减少心肌梗死后病死率的只有普萘洛尔、美托洛尔、比索洛尔、噻吗洛尔和卡维地洛。

第三节　β受体阻滞剂的药理学作用和临床应用

一、β受体阻滞剂对心血管的作用

（一）高血压

β受体阻滞剂是高血压治疗的一线药物，其对老年高血压包括老年单纯性收缩期高血压的疗效与其他高血压人群一样确切。它的降压机制没有完全被确定，可能与下列因素有关：①降低心输出量；②抑制肾素分泌；③中枢作用，抑制中枢的交感输出；④对突触前膜的P-受体的阻滞作用，降低去甲肾上腺素的释放；⑤降低外周血管阻力；⑥改善血管顺应性；⑦降低血管运动中枢的紧张度；⑧减少血浆容量；⑨压力感受器的重建；⑩削弱应急和运动状态时儿茶酚胺的升压效应。

1. 负性变时和负性变力作用

β受体阻滞剂可减慢心率，降低心肌收缩力，从而使心输出量降低，无论短期还是长期应用，均可使血压下降。因此，尤其适用于伴高心输出量和高交感张力状态的高血压。

2. 对血浆肾素的影响

β受体阻滞剂的降压作用是否与使血浆肾素活性降低的特性存在必然联系，目前还有争议。尽管交感张力大小不是调节肾素释放的唯一机制，其他还包括钠平衡、体位和肾脏灌注压等。但有些β受体阻滞剂可以抑制交感源性的肾素释放，但肾素活性的下降与血压降低之间并不完全平行。一些研究发现，有些高肾素型的高血压病人对β受体阻滞剂治疗不但无效，甚至反而使血压升高，正常肾素型的反应也较差。因此推测，在这类高血压病人中，肾素可能不是唯一参与维持高血压状态的因素。目前在血压控制环节中，肾素下降的确切作用还没有被完全肯定。

3. 中枢系统作用

β受体阻滞剂可通过血—脑屏障进入中枢神经系统，抑制中枢的交感输出。尽管脂溶性的β受体阻滞剂在脑组织中的含量较高，但这种特性是否具有直接的降压效应还不确定，因为在脑组织中含量较低的水溶性的β受体阻滞剂也可取得与脂溶性一致的降压疗效。

4. 外周血管阻力

非选择性的β受体阻滞剂没有降低外周血管阻力的原发作用，甚至由于α受体失去对抗作用还可使阻力增加。儿茶酚胺对骨骼肌血管的舒张作用主要通过β_2受体介导，因此选择性的β_1受体阻滞剂或兼有ISA及α受体阻断作用的β受体阻滞剂对外周血管阻力影响较小。

5. 对突触前膜受体的作用

β受体阻滞剂对突触前膜的β受体的阻滞作用也可能参与了降压作用。刺激突触前膜的α_2受体，可使交感神经节后纤维去甲肾上腺素的释放减少；相反，刺激突触前膜的β受体，可增加释放。因此，阻滞突触前膜的β受体可使外周的去甲肾上腺素水平下降。

（二）劳力性心绞痛

一方面，心脏交感神经兴奋可释放去甲肾上腺素，激动心肌细胞上的β肾上腺素能受体。这种肾上腺素能的兴奋可引起心率、心肌等长收缩力和肌纤维缩短的最大速率等的明显增加，导致心肌做功和心肌耗氧量的显著增加；另一方面，心肌收缩力的增加可使心室内压力和容积下降，从而通过降低室壁张力使心肌耗氧量有下降的趋势（La Place定律）。尽管净效益是使心肌氧需求增加，但正常情况下，通过冠脉血流的增加可维持正常的氧供需平衡。如果心肌的氧需求超过供给，而冠状动脉又存在粥样硬化性狭窄时，相应的冠脉血流增加受限，随即可引发心绞痛的发作。因为促发心绞痛发作的因素（如运动、情绪紧张、进食等）可引起交感神经活性的增加，因此人们确信，阻滞心脏的β肾上腺素能受体可减轻心绞痛症状。

心率、心室收缩压力和左心室大小是影响左心室心肌氧需求的三个主要因素。尽管心率与收缩压的乘积（rate-pressure product，RPP）是预测心绞痛发作的可靠指标，但是心肌收缩力在决定氧需求方面更为重要。

β 受体阻滞剂下降心率的益处在于心率和血压下降可使心肌的氧需降低；同时，伴随心率减慢，心肌舒张期的灌注时间延长，从而增加冠脉灌注，有利于改善缺血区的血供。β 受体阻滞还可控制运动后血压升高、心肌收缩速率加快和氧耗增加等不利因素。治疗前病人的心率变异性越大，运动耐量越低，对 β 受体阻滞剂的反应就越好。除使心率减慢外，β 受体阻滞剂对心肌收缩力的抑制作用也是抗心绞痛的主要机制。

（三）休息时心绞痛和变异性心绞痛

心绞痛可由多种原因引起，包括冠状动脉痉挛、心肌肌桥和动脉血栓。而绝大部分的不稳定和休息时心绞痛都是由动脉血栓造成的缺血所引起。β 受体阻滞剂在不稳定性心绞痛中的抗缺血地位非常明确。

在有效控制这类心绞痛的同时，β 受体阻滞剂可预防心肌梗死、复发性缺血的发生，改善病人预后。钙通道阻滞剂和硝酸酯类虽也可控制心绞痛症状，却不能减少心肌梗死和其他心血管事件。由于 β 受体阻滞剂没有直接的血管扩张作用，因此，不能像钙通道阻滞剂一样缓解由单纯冠状动脉痉挛引起的变异性心绞痛。但需要注意的是，由于绝大多数不稳定性心绞痛的基础病变是冠状动脉粥样硬化性阻塞，而非单纯的冠状动脉痉挛，因此，即使是新发生的、休息时的心绞痛，如果没有任何证据表明其来源于单纯的冠状动脉痉挛，β 受体阻滞也是强适应证。同时，即使 β 受体阻滞剂对变异性心绞痛的症状控制不佳，但并不恶化病人的预后，因此，除非有禁忌证或明确的冠状动脉痉挛的证据，否则都应以充分的剂量将 β 受体阻滞剂用于不稳定心绞痛的治疗。

（四）电生理特性和抗心律失常作用

β 受体阻滞剂对特异性心脏组织主要有两大电生理特性：受体阻滞剂的第二个电生理特性与膜稳定作用有关，也称"奎尼丁样作用"或"局麻作用"。这种特性与抑制儿茶酚胺作用无关，在D-型和L-型两种异构体中等同。膜稳定作用的特征是抑制心肌动作电位的上升速率，而对静息电位不产生影响，提高心肌兴奋性的阈值，延缓传导速率，显着延长有效不应期，这些作用主要是由于抑制了除极时钠离子的内流所致。但β受体阻滞剂最重要的抗心律失常机制是阻滞β受体后对起搏电位的抑制作用（索他洛尔可能除外）。而膜稳定作用几乎没有实际临床意义，因为离体人体心肌研究显示，只有普恭洛尔的剂量超过用于抑制运动诱发的心动过速时的50~100倍时，才具有膜稳定作用。此外，D-型异构体普萘洛尔有膜稳定作用而无β受体阻滞效应，只有在很大剂量下才有微弱的抗心律失常作用，相反，没有膜稳定作用的β受体阻滞剂如阿替洛尔、美托洛尔和吲哚洛尔等，都是有效的抗心律失常药物。特异性阻滞肾上腺素能兴奋引起的心脏起搏电位。在产生肾上腺素能受体阻滞的浓度范围内，β受体阻滞剂对心肌的跨膜电位几乎不产生任何影响。然而，通过竞争性的抑制肾上腺素能的兴奋性，β受体阻滞剂可降低4相除极化的上升斜率，窦房结或异位起搏点的自动起搏频率，因而降低自律性。因此，β受体阻滞剂对自律性增高的心律失常如心肌梗死、洋地黄中毒、甲状腺毒症和嗜铬细胞瘤等效果较好。

二、其他心血管适应证

（一）肥厚型心肌病

β受体阻滞剂能有效治疗肥厚型心肌病和特发性主动脉瓣下狭窄（IHSS），可控制呼吸困难、心绞痛和晕厥等症状，还可降低运动和休息时的心室内压力梯度。肥厚型心肌病不仅流出道压力梯度存在异常，更为重要的是心室顺应性下降，导致正常的左心室功能失调。侵入性和非侵入性方法均证实β受体阻滞剂可改善这种情况下的左心室功能，在减轻症状的同时改善左室顺应性。单用β受体阻滞剂疗效不满意时，还可加用钙通道阻滞剂改善病人情况。

β受体阻滞剂在肥厚型心肌病中的以上有益作用，与对心脏的过度交感激活的抑制作用直接相关。目前尚无证据表明，β受体阻滞剂可改变心肌病的原发病程，因为许多病人即使应用β受体阻滞剂治疗，但症状仍反复发作，一些病人甚至死亡。

（二）二尖瓣脱垂、二尖瓣反流与二尖瓣狭窄

β受体阻滞剂通过降低交感张力可有效减轻二尖瓣脱垂综合征病人的胸痛和心悸等症状，降低威胁生命的心律失常和改善异常的心电图。

临床研究表明，在二尖瓣反流的病人中使用卡维地洛可产生改善左心室几

何形态等的有益作用。

β受体阻滞剂是治疗妊娠合并二尖瓣狭窄的关键药物之一，可预防暴发性肺水肿的发生。

（三）主动脉夹层

β肾上腺素能受体的有效阻滞在急性主动脉夹层的治疗中占据重要地位，急性期使用β受体阻滞剂可降低心肌收缩的强度和速率（dP/dt），因而可遏制夹层血肿的进一步延展。同时应特别注意，如果病人需要使用能引起反射性心动过速和心输出量增加的其他降压药物如硝普钠等，必须同时合并使用β受体阻滞剂，以免恶化病情。初始时应尽可能使用静脉β受体阻滞剂如普萘洛尔和美托洛尔，使心率下降至60次/分，收缩压控制在100～120 mmHg。一旦病情稳定后即应以口服剂型进行长期的维持治疗，减少复发。

在易患主动脉夹层的马凡氏综合征（Marfan's Syndrome）等人群中长期使用β受体阻滞剂，可降低主动脉夹层的形成危险。

（四）法氏四联症

β受体阻滞剂通过降低法氏四联症病人右室漏斗的交感紧张度，有效治疗重度低氧血症和高度发绀。长期使用β受体阻滞剂可预防慢性低氧血症发作。β受体阻滞剂还是需要外科修补术术前的唯一一类姑息剂。

（五）Q-T间期延长综合征

心电图Q-T间期延长综合征通常是一种先天性遗传疾病，伴发耳聋、晕厥和猝死等。这类病人的电生理异常可能与心脏交感神经系统的功能失衡有关。普萘洛尔和其他β受体阻滞剂可能是这一综合征最有效的治疗药物，在大多数病人中可减少晕厥发作频率，预防猝死。β受体阻滞剂可缩短这类病人ECG上的Q-T间期。对β受体阻滞剂治疗无效的病人应考虑植入除颤起搏器。

（六）左心室肥厚

高血压引起的左心室肥厚是心血管疾病致死和致残的独立危险因素。使用β受体阻滞剂无论是否伴随血压降低，均可消退左心室肥厚，改善病人预后。

（七）动脉粥样硬化

近期研究发现，β受体阻滞剂美托洛尔在较低剂量范围内具有直接的抗动脉粥样硬化作用，其确切机制还不清楚。

（八）晕厥

血管迷走性晕厥是最常见的晕厥类型。包括有ISA特性在内的β受体阻滞剂，可有效减轻这类病人的症状，主要机制可能与阻滞Bezold-Jarisch反射和通过阻滞β$_2$受体使外周血管阻力增加有关。

第四节　β受体阻滞剂的不良反应及其处理

一、低血压和心力衰竭

尽管β受体阻滞剂治疗充血性心力衰竭的益处已被明确证实，但是在心脏扩大合并心功能受损时，任何一种β受体阻滞剂如果使用不当，都会促进心力衰竭的发生与发展，因为一定的交感神经激活对维持受损心肌代偿性的心室功能曲线（starling curve）移位是不可缺少的。此外，非选择性的β受体阻滞剂由于可增加外周血管阻力也可使心衰恶化。

二、窦房结功能异常和房室传导延迟

无论使用是否具有ISA的β受体阻滞剂，用药后心室率在一定程度的下降，都标志着药物在体内发挥了β受体的阻滞作用，是正常的治疗反应，临床上应切记不能将这种正常的药物反应判断为副作用。尽管ISA的β受体阻滞剂对心率的影响程度较小，但与其他所有类型的β受体阻滞剂一样，都严禁用于病态窦房结综合征，除非已安装起搏器。如果已存在部分或完全性的房室传导阻滞，即使小剂量的受体阻滞剂也可能造成严重的临床后果，因此，Ⅱ度或以上的房室传导阻滞也禁用。

临床应用中需注意，使用适当剂量的 β 受体阻滞剂后会出现一定幅度的血压下降，心率减慢和房室传导延长（大约较用药前水平下降20%～25%），这些恰恰是 β 受体被有效阻滞的预期正常反应，在临床实践中应避免将这些正常的用药反应判断为不良作用而匆忙减量或停药。β 受体阻滞剂的耐受性的确存在明显的个体差异。

在临床实践中，只要严格掌握 β 受体阻滞剂的适应证和禁忌证，采用正确的治疗方法，严密观察用药后的临床反应，就可以甄别或排除那些对 β 受体阻滞剂敏感的病人，及时减量或必要时停止治疗。如此审慎用药，大多数病人可耐受经临床试验证实的 β 受体阻滞剂的靶目标剂量或最大耐受量，临床判定的指标是将静息心室率控制在50～60次/分。

三、药物过量与撤药反应

企图自杀或误服过量 β 受体阻滞剂的情况时有报告。因为 β 受体阻滞剂是竞争性的受体拮抗剂，因而由此引起的严重不良反应如心动过缓、循环和呼吸衰竭等都可通过给予静脉 β 受体激动剂如异丙肾上腺素或多巴胺等加以迅速对抗。如果对这类儿茶酚胺治疗无反应，也可给予静脉胰高血糖素、氨力农或米力农等进行治疗。治疗有效后，还应至少继续对病人的循环、呼吸功能监测24小时。恢复后一般不遗留长期后遗症。

临床试验已证实，长期使用 β 受体阻滞剂如果突然撤药，可恶化心绞痛，少数严重者还可引发急性心肌梗死和死亡。具体机制还未完全明确，可能与以下因素有关。

首先，长期使用 β 受体阻滞剂后，可导致体内 β 受体的数目上调，一旦 β 受体阻滞剂突然撤除后，这些上调增加的受体数目量很容易导致过度的 β 受体兴奋，产生严重的不良后果，因为在缺血性心脏病人中，体内氧的传输和利用的平衡非常精细和脆弱。其他可能机制还包括增加血小板聚集，使甲状腺激素的活性增加和循环中儿茶酚胺的水平增加等。这种使死亡危险增加的撤药反应既见于缺血性心脏病，又见于慢性心力衰竭长期接受 β 受体阻滞剂治疗的病人。

第五节　β 受体阻滞剂与其他药物之间的相互作用

受体阻滞剂可与多种药物之间发生相互作用，可将其分为药代动力学之间的相互作用和药效学之间的相互作用，见表5-1。临床实践中应根据药物之间这些相互作用特点，增、减药物剂量，保证使用安全。

表5-1 β受体阻滞剂与其他药物之间可能的相互作用

药物名称	药代动力学之间的相互作用	药效学之间的相互作用	预防措施
酒精	增加肝脏首关清除效应的降解作用	无	可能需增加脂溶性药物的剂量
海洛因	增加肝脏的首关清除效应	无	可能需增加脂溶性药物的剂量
α受体阻滞剂		增加首剂低血压反应	合用时应谨慎
氢氧化铝凝胶	降低β受体阻滞剂的吸收	无	几乎不改变临床疗效
氨茶碱	多重抑制		观察病人反应
胺碘酮	无	增加负性变时作用	监测反应
氨苄西林	降低β受体阻滞剂的生物利用度		可能需增加β受体阻滞剂剂量
血管紧张素Ⅱ受体阻滞剂	无	增加血压效应和支气管痉挛	监测反应
血管紧张素转换酶抑制剂	无	增加血压效应和支气管痉挛	监测反应
钙通道阻滞剂	降低肝脏对脂溶性和水溶性β受体阻滞剂的清除；降低对钙通道阻滞剂的清除	增加房室传导阻滞、负性肌力和低血压的危险	尽管不良作用的发生率很低，但如可能应尽量避免合用
西咪替丁	降低肝脏对脂溶性β受体阻滞剂的清除	无	联合应用应谨慎
可乐定	无	非选择性β受体阻滞剂可使撤药反应加剧	仅用选择性的β₁受体阻滞剂或拉贝洛尔
地西泮（安定）	降低地西泮的代谢		观察病人反应

续表

药物名称	药代动力学之间的相互作用	药效学之间的相互作用	预防措施
洋地黄类	无	加剧心动过缓和房室传导阻滞	观察病人反应；对心功能异常的心绞痛病人相互作用可能有益
肾上腺素	无	严重高血压和心动过缓	谨慎应用肾上腺素；选择性的受体阻滞剂可能安全
麦角生物碱	无	尽管较常合用，但可导致严重的高血压和外周动脉的高灌注	观察病人反应；不良反应的发生率较低
胰高血糖素	增加脂溶性β受体阻滞剂的清除		监测抑制升高血糖的作用
肼苯哒嗪	降低肝脏对脂溶性β受体阻滞剂的清除	增加低血压反应	联合应用需谨慎
异丙肾上腺素	无	消除药理学效应	避免联合应用或使用选择性的β₁受体阻滞剂
左旋多巴		是左旋多巴正性肌力作用和低血压的拮抗剂	监测病人反应；相互之间的作用可能是有益的
利多卡因	通过脂溶性的β受体阻滞剂降低肝脏对利多卡因的清除	增加利多卡因毒性	联合使用应谨慎；降低利多卡因剂量
甲基多巴		应急高血压反应	监测高血压反应
单胺氧化酶抑制剂	不确定	增加低血压反应	禁止合并使用
硝酸酯类	无	增加低血压反应	监测反应
奥美拉唑	无	无	无
苯巴比妥	增加β受体阻滞剂的肝脏代谢		可能需增加脂溶性β受体阻滞剂剂量
苯妥英钠		抑制心功能	谨慎使用
利血平		抑郁，可能增加对β受体阻滞的敏感性	仔细监测使用
雷尼替丁	不明显	无	观察反应
三环类抗抑郁药		抑制负性肌力和负性变时反应，增加低血压发生的可能性	与索他洛尔谨慎使用，因为增加ECG上QT间期
I类抗心律失常药物	普罗帕酮和奎尼丁降低脂溶性β受体阻滞剂的清除	丙吡胺是强力负性肌力和负性变时药物	谨慎合用；与索他洛尔合用增加危险，因为增加QT间期
华法林	降低华法林的清除	无	监测反应

第六节　其他 β 受体阻滞剂的药理学特点和临床应用

一、普萘洛尔：非选择性的 β 受体阻滞剂

普萘洛尔（Propranolol）是最早发现的 β 受体阻滞剂之一，非选择性地作用于 $β_1$ 受体和 $β_2$ 受体，拮抗肾上腺素和去甲肾上腺素的作用，没有内在拟交感活性，具有中等强度的膜稳定作用。

药理学作用：

（1）对血流动力学的影响。服用首剂普萘洛尔后，即出现心输出量和心率下降，伴反射性外周血管阻力增加，动脉血压基本保持不变。在实验动物中，主要生命器官如心脏、肾脏的血流下降，但脑血流量不降低。普萘洛尔通过减少内脏血管床的血流量，可使肝硬化病人的门静脉压力下降，临床试验的综合分析结果已证实了其预防肝硬化静脉曲张破裂出血的有益作用。一些病人长期服用普萘洛尔后，尽管心输出量持续下降，但外周血管阻力恢复至用药前水平或低于用药前水平，这也是普萘洛尔作为降压药物的机制之一。普萘洛尔对心率的影响幅度主要取决于交感张力的活性。静息时，交感张力很低，心率的调节主要受控于副交感神经系统。因此，不能用静息时心率变化的幅度作为评价 β 受体阻滞作用的精确指标。运动时，交感神经系统被激活，此时，普萘洛尔的作用最强，因此，衡量运动后心动过速的下降幅度是评价肾上腺素能受体阻滞强度的可靠方法。

（2）对心脏功能的影响。普萘洛尔在 β 肾上腺素能受体水平阻滞儿茶酚胺的作用，从而使心率降低，心肌收缩力下降，窦房结和房室结的传导速度减慢。但在临床常规剂量下，几乎不对左心室功能产生影响。

（3）对心脏电生理的影响。在临床常规剂量下，普萘洛尔对心脏电生理的影响主要是通过对 β 肾上腺素能受体的阻滞作用来完成，可减慢窦性心率，通过房室结延长传导，增加房室结的不应期，对窦房结和房室结产生不同程度的阻滞

作用。为取得更大程度的β受体阻滞作用，当普萘洛尔浓度加大时，可使动作电位时程减低，缩短QT_c间期，使心室有效不应期与动作电位时程的比值加大。当普萘洛尔明显过量时，可导致心室内传导延缓，但这一效应与β受体的阻滞作用无关，而可能是膜稳定作用的结果。

（4）对冠脉血流的影响。普萘洛尔引起总的冠脉血流下降，是用药后心脏做功下降和氧需求减少的适应性调节结果，而缺血区的血流维持不变。但是需要注意的是，当交感活性剧烈升高时，由于缺乏对α受体缩血管效应的对抗，普萘洛尔可明显增加无病变的冠脉血管阻力。比如，在某些变异性心绞痛病人中，使用普萘洛尔后可使冠脉血管收缩加剧。而给粥样硬化狭窄的冠状动脉中滴注普萘洛尔时，不但不使狭窄进一步恶化，相反，使静息和运动时病变动脉的管腔直径均增加。

（5）对肾素和血容量的影响。普萘洛尔通过对$β_1$受体和$β_2$受体的阻滞作用而抑制肾素释放，这一环节参与了其降压机制。由于肾素分泌受抑制，血管紧张素Ⅱ和醛固酮的生成相应减少，所以，尽管能降低动脉血压和心输出量，但却很少引起心功能正常的病人出现血容量变化。在心功能处于边缘的病人，普萘洛尔可能引起水、钠潴留，促发心力衰竭。

（6）对肾功能的影响。急性期使用，普萘洛尔可降低心输出量和反射性的血管阻力增加，从而使肾血流量减少。长期慢性给药时，普萘洛尔仅可能轻度减少肾血流量和肾小球滤过率，通常没有临床意义。但也有罕见病例报告，使用普萘洛尔后引起肾小球滤过率的显著下降。

（7）对代谢的影响。通过促进胰岛素释放和肝糖原的分解作用，$β_2$受体的活性影响葡萄糖的动态平衡。正常人有多种机制参与葡萄糖的动员，因而，普萘洛尔不改变或极少影响低血糖的恢复过程。但是当患者患有尿病时，由于胰高血糖素的分泌作用常常受损，β肾上腺素能介导的肝糖原分解作用就变得尤为重要。普萘洛尔因为干扰了这一重要的调节途径，所以使糖尿病时低血糖的恢复过程延缓。

普萘洛尔和其他β受体阻滞剂一样，可使少数人的血脂发生变化，增加甘油三酯水平和降低高密度脂蛋白胆固醇水平，而低密度脂蛋白胆固醇水平不变。但是担心由此会增加冠心病危险性的顾虑，却没有在长期的治疗中得以显现，因为普萘洛尔长期治疗心肌梗死后病人的临床收益已十分明确。

药代动力学特点：口服吸收完全，几乎90%可进入门脉循环，但是由于肝脏的"首关清除效应"很强，所以生物利用度较低。小剂量单次给药，只有约10%的药物进入体循环。大剂量多次给药后肝脏的清除过程被饱和，生物利用度可提高至30%～70%，因此，生物利用度呈"剂量依赖性"的特点。由于肝脏的"首关清除效应"可显著影响普萘洛尔在体内的吸收利用，因此，不同个体间口服同一剂量的普萘洛尔，血药浓度可相差20～30倍。口服后大约1～3小时可达到血浆峰浓度，消除半衰期约3～4小时。在肝脏的代谢产物4-羟普萘洛尔也像母体药一样具有药理学活性，但是半衰期比母药缩短，聚集作用弱，因此在长期治疗中无实际意义。普萘洛尔的血浆蛋白结合率大于90%。在所有的β受体阻滞剂中，普萘洛尔的脂溶性最强，易于通过血脑屏障和胎盘，也可分泌在乳汁中。90%普萘洛尔的代谢产物均从肾脏加以排泄。

规格与剂型：①普萘洛尔片，10 mg；②盐酸普萘洛尔缓释片，40 mg；③普萘洛尔缓释胶囊：40 mg；④普萘洛尔注射液，5 mL∶5 mg。

临床适应证及用法、用量：普萘洛尔是获得批准适应证最多的β受体阻滞剂，主要包括：心绞痛、心肌梗死、室上性和室性心律失常的治疗和预防、高血压、特发性主动脉瓣下狭窄、原发性震颤、偏头痛预防和嗜铬细胞瘤等。具体使用剂量如下：

（1）心绞痛。普通剂型：①起始剂量为10～20 mg，每天3～4次，以后根据病人反应，每3～7天逐渐递增剂量，最大剂量为320 mg/d；②缓释剂型：起始剂量为80 mg，每天1次，以后根据病人反应，每3～7天逐渐递增剂量，必要时加至最大剂量320 mg/d。

（2）心肌梗死。普通剂型的常用剂量范围是180～240 mg/d，分3～4次给药。

（3）心律失常。普通剂型：10～30 mg，每天3～4次，饭前和就寝时服用。

（4）高血压。①普通剂型：起始剂量为40 mg，每天2次；以后根据病人反应逐渐增加剂量，最大剂量640 mg/d，常用的维持剂量为120～240 mg/d，每天分2～3次给药；②缓释剂型：起始剂量为80 mg，每天1次，以后根据病人反应，逐渐递增剂量，必要时加至最大剂量640 mg/d。常用的维持剂量为120～240 mg，每天1次。

（5）特发性主动脉瓣下狭窄。①普通剂型：常用剂量范围是20～40 mg，每天3～4次，饭前和就寝时服用；②缓释剂型：常用剂量范围是80～160 mg，每天1次。

（6）偏头痛预防。①普通剂型：起始剂量为80 mg/d，每天分2次给药；以后根据病人反应逐渐增加至最大剂量320 mg/d，常用的维持剂量为120 mg/d，每天分2～3次给药；②缓释剂型：起始剂量为80 mg，每天1次，以后根据病人反应，逐渐递增剂量至最大剂量240 mg/d。

（7）原发性震颤。普通剂型为起始剂量为40 mg，每天2次；以后根据病人反应逐渐增加至最大剂量320 mg/d，常用的维持剂量为120 mg/d，每天分2～3次给药。

（8）嗜铬细胞瘤（与α受体阻滞剂联合使用）。普通剂型为外科手术前3天，60 mg/d，分2～3次给药。为预防由于α受体兴奋所导致的严重高血压，α受体阻滞剂的治疗必须先于普萘洛尔，而且持续与普萘洛尔合用。对不适宜于手术治疗的嗜铬细胞瘤，在长期与α受体阻滞剂的联合维持治疗中，30 mg/d的普萘洛尔通常已达到足够的剂量。

（9）静脉注射治疗重症心律失常。在仔细监测下，常用剂量静脉注射的剂量为1～3 mg。注射速度不要超过1 mg/min。如果需要，隔2 min左右重复以上剂量一次。此后如果需要再次给药的时间间隔至少不应短于4小时。

（10）儿童给药方法。治疗高血压的初始剂量是0.5 mg/kg，每天2次，以后每3～5天逐渐增加剂量，常用剂量范围是2～4 mg（kg·d），分次给药。不推荐使用静脉注射。用于重症心律失常的治疗时，可在起始用0.01～0.1 mg/（kg·dose）至最大1 mg（kg·dose）剂量范围内缓慢静脉推注。

不良反应、禁忌证与注意事项：临床使用中要注意，长期用药后由于各种原因需终止治疗时，应逐渐停药，以避免出现骤然停药引起的"撤药综合征"，使病人病情恶化。应禁用于失代偿性重度心功能不全、活动性的支气管痉挛性疾病、高度房室传导阻滞和病态窦房结综合征等。

二、美托洛尔：心脏选择性的 β 受体阻滞剂

美托洛尔是第一个被描述的没有ISA的、选择性的 β 受体阻滞剂，也没有膜稳定作用。临床已证实了其在高血压、心绞痛、急性心肌梗死和心肌梗死后二级预防、心律失常、慢性心衰、抗动脉粥样硬化、围手术期和偏头痛预防等方面的重要价值。

药理学作用：高血压病人服用美托洛尔后，收缩压迅速下降，但是舒张压下降最大的幅度往往需要数周的时间。美托洛尔通过降低血压，减慢静息和运动心率，心输出量，从而减少心脏做功，降低心肌氧耗量，发挥重要的抗缺血作用。研究还发现，美托洛尔可阻止低灌注心肌向坏死的演变。直接对比研究表明，中等脂溶性的美托洛尔与水溶性的阿替洛尔相比，尽管选择性阻滞 β 受体的程度相同，但是在低灌注缺血区的分布明显高于后者，动物实验表明，在心率下降程度一致时，美托洛尔的抗缺血效益明显优于阿替洛尔。其对电生理的影响主要表现为延长窦房结恢复时间和周期，增加房室结的不应期。在健康志愿者和高血压病人中，美托洛尔抑制肾素活性的程度与普萘洛尔相似。美托洛尔不影响正常人的肝、肾血流，虽可降低门脉高压，但减少肝血流的程度比普萘洛尔低。由于其对 β 受体的高度选择性，使其对支气管阻力、糖、脂代谢等不良作用的影响幅度明显弱于普萘洛尔。

药代动力学特点：口服吸收率90%以上。普通剂型的生物利用度约为50%，缓释剂型为65%~70%。中度脂溶性，肝脏的"首关清除效应"较高，故其生物利用度呈"剂量依赖性"的特点。不同个体口服同一剂量的美托洛尔，其血药浓度相差约10倍。口服后大约1~2小时后可达到血浆峰浓度，消除半衰期约为3~4小时。美托洛尔的血浆蛋白结合率仅为10%左右。口服吸收后的美托洛尔，主要从肝脏代谢清除，只有3%左右从肾脏排泄，没有活性代谢产物，肾功能不全时不需要调整剂量。

规格与剂型：酒石酸美托洛尔片。①25 mg；②50 mg；③100 mg。酒石酸美托洛尔胶囊：50 mg。琥珀酸美托洛尔缓释片：①50 mg；②100 mg；③200 mg。酒石酸美托洛尔注射液：①2 mL∶2 mg（另含氯化钠18 mg）；②5 mL∶5 mg（另含氯化钠45 mg）。

临床适应证及用法、用量：

（1）高血压。起始剂量为100 mg，每1次或2次给药，以后根据病人反应每周左右上调一次剂量，直至达到满意的血压控制。有效的维持剂量为100～450 mg/d。注意：缓释剂型只需每天给药一次。若需从普通剂型转换为缓释剂型时，注意日总剂量应相同。

（2）心绞痛。起始剂量为100 mg/d，每天分2次给药，以后根据病人反应，每1周左右上调剂量，直至取得满意的临床疗效，有效维持剂量为每天100～400 mg。

（3）心肌梗死。只要病人血流动力学稳定应尽早用药。首先静脉缓慢推注3支5 mg针剂（推注速度为1 mg/min），推注间隔约2 min。如果病人能够耐受3支静脉注射，则在15 min后，以25～50 mg，每6小时一次的剂量给予普通美托洛尔口服，维持48小时（如果不能耐受3支注射，则在15 min后，用25 mg，6小时一次的剂量维持48小时）。之后以100 mg每天2次或缓释剂型200 mg，每天1次的剂量进行长期治疗。

（4）心力衰竭。应当给予琥珀酸缓释剂型美托洛尔治疗心力衰竭。Ⅱ级者以每天一次25 mg起始，严重心功能不全者以每天一次12.5 mg起始。若能够耐受每2周剂量加倍一次，3个月左右达到靶目标剂量200 mg/d，若出现心动过缓等不良反应，应下调剂量和或延长加量间隔。

不良反应、禁忌证与注意事项：大量长期的心血管疾病一、二级预防研究证实了美托洛尔的安全性，不良反应发生率低，主要与β受体的阻滞作用有关。大多数病人通过调整剂量均可耐受长期治疗。严重肝、肾功能不全的病人一般不需要调整药物剂量，但门腔静脉吻合术的病人剂量需减小。

三、拉贝洛尔：α-肾上腺素能受体阻滞剂和β-肾上腺素能受体阻滞剂

拉贝洛尔（Labetalol）这类药物同时兼有α受体和β受体阻滞作用，对两者的选择性不强，但对β受体的阻滞作用较明显。代表药物有拉贝洛尔、卡维地洛等，临床上不仅用于抗高血压治疗，近年来还发现了卡维地洛在慢性心衰中的治疗作用。

拉贝洛尔（Labetalol）同时兼有竞争性的α_1受体、非选择性的β受体阻滞作

用。其具有内在拟交感活性而无膜稳定作用。与此同时，拉贝洛尔还有部分β_2受体激动剂的特性和直接的血管扩张作用。

拉贝洛尔在化学结构上具有4种立体异构体。RR型异构体是一非选择性的、竞争性的β受体阻滞剂，兼有直接的血管扩张作用，而无α受体阻滞作用。SR型异构体是α受体阻滞剂，兼有微弱的β受体阻滞特性。而SS型和RS型各自都同时具有微弱的α、β受体阻滞特性。

拉贝洛尔对α受体的阻滞强度比酚妥拉明弱6~10倍；对β受体的阻滞强度比普萘洛尔强1~4倍；自身对α受体的阻滞强度又比β受体弱4~16倍。

药理学特性：拉贝洛尔对血流动力学的影响与传统的β受体阻滞剂显著不同，静脉给药即刻可看到血压和外周阻力的明显下降，心输出量和每搏输出量保持不变，心率轻度下降或不变，如果心输出量下降，则完全是来自心率下降本身。常使立位心率下降，并钝化运动后心率加快反应。这一血流动力学效应与静脉普萘洛尔和肼屈嗪或哌唑嗪合用时相类似。

长期口服300~2400 mg/d的拉贝洛尔，卧位和立位心率轻度下降，血压持续下降。为维持有效的心输出量，补偿心率下降的反应，卧位和立位的每搏输出量增加。而静脉短时给予拉贝洛尔后，休息时的卧位和立位肺动脉压下降，而运动后的肺动脉压保持不变。

在正常人或高血压病人中，口服拉贝洛尔后2~3小时内即可看到血压下降反应，其呈剂量依赖性，一次性口服拉贝洛尔400 mg，8小时后低血压效应仍然非常明显。

由于拉贝洛尔α受体阻滞作用，有或不具有β_2受体的激动作用，有可能使其减轻β受体的阻滞作用所引起支气管收缩作用。但是在支气管痉挛发作时仍禁用。

长期口服150~2400 mg/d的拉贝洛尔，卧位和立位的血浆肾素活性下降。有可能轻度增加体重和血浆容量，分别为1.7%和2.1%。而不降低肾小球滤过率和肾血流量。

拉贝洛尔可显著增加血浆葡萄糖水平，而胰岛素活性和口服糖耐量试验不受影响。血糖升高的原因可能是部分β_2受体激动剂的特性。其不使生长激素、游离脂肪酸浓度和C-肽水平增高，对血脂水平也无不良后果。

药代动力学特点：口服吸收率超过90%以上，中等度脂溶性，肝脏的"首关清除效应"明显，故生物利用度较低，约为33%，而且呈"剂量依赖性"的特点。不同个体口服同一剂量的拉贝洛尔，其血药浓度相差约10倍。口服后在1～2小时之内达到血浆峰浓度，消除半衰期约为3～4小时，血浆蛋白结合率约为50%左右。没有活性代谢产物。只有约3%以原药形式从肾脏排泄。由于主要在肝脏被解毒，因此肝功能损害时需减小用药剂量。而肾功能不全时，一般不需调整剂量，但应进行严密观察。血液透析一般不影响药物分布。

规格与剂型：①片剂。每片100 mg；200 mg；②注射液。每支50 mg（5 mL）。

临床适应证及用法、用量：

（1）高血压和高血压危象（静脉制剂）。①起始剂量为100 mg，每天2次；以后每2～3天增加100 mg剂量直至达到满意的疗效。常用维持剂量是200～400 mg，每天2次。②重症高血压时口服剂量可达到1.2～2.4 g/d，分2～3次给药。也可反复使用静脉注射控制血压。首先在2 min之内缓慢静推20 mg（体重80 kg的个体，0.25 mg/kg），之后每隔10 min左右补充注射40～80 mg，直至达到满意的血压控制或总量达到300 mg。也可采用以2 mg/min的速率静脉滴注给药（此时必须被稀释），直至达到满意的血压控制或滴注总量已达到300 mg。给药速率应根据病人反应进行调整。当卧位血压开始升高，终止滴注给药，开始口服治疗。初次口服剂量为200 mg，在以后的6～12小时内，依据血压反应再补充口服200 mg或400 mg。

（2）不良反应、禁忌证与注意事项：胃肠道不良反应包括恶心、呕吐、消化不良和腹泻等，发生率在15%左右。其他还包括体位性低血压、气道阻力增加、心力衰竭、间歇性跛行和性功能失调等。少数病人可出现苔藓状皮疹、狼疮样病变。重度肝损的发生率极低，但对预后凶险，应特别加以注意。抗核抗体阳性也见于少数病人，但实际的临床意义尚不确定。

作为心血管领域最常用的药物之一，尽管β受体阻滞剂的临床应用历史已长达四十余年，特别是近年来随着循证医学的发展，β受体阻滞剂在缺血性心脏病、慢性收缩性心力衰竭等疾病中改善预后的重要临床价值已被完全确立，临床医生对β受体阻滞剂认识水平也随之不断提高。近年来，我国β受体阻滞剂在高危冠心病患者中的使用情况明显改善，比如1999年在我国2000家医院的一项调查显示，在心肌梗死后常规使用β受体阻滞剂用于二级预防的比率不足35%，且剂量普遍低于已被临床试验证实的有效剂量范围。但在我国成功实施了大规模多中心临床试验COMMIT/CCS-2之后，在高危冠心病患者二级预防中β受体阻滞剂的使用比率目前已升至60%以上。

纵然如此，如何以合适的剂量、正确的方法将β受体阻滞剂更广泛地用于适宜的人群，使β受体阻滞剂的应用更加合理和规范，我们仍然任重而道远。

第六章　血管紧张素Ⅱ受体拮抗药

血管紧张素Ⅱ受体拮抗剂（ARB）是一类重要的抗高血压药物，疗效肯定而副作用较少。ARB也常用于心力衰竭、糖尿病肾病、心肌梗死后，以及心血管病高危患者。本章主要论述ARB的作用机制、ARB的分类及其特点、ARB的药理作用与不良反应和常用的血管紧张素Ⅱ受体拮抗剂。

第一节　血管紧张素Ⅱ受体拮抗剂的作用机制

一、血管紧张素Ⅱ（AngⅡ）的作用机制

肾素—血管紧张素—醛固酮系统（RAA）在人体血管生物学和心血管系统的病理生理调节中发挥极为重要的作用，AngⅡ则是RAA系统中最主要的效应器。由于AngⅡ水平的异常持续增高与高血压、动脉疾病、心脏肥厚，以及心力衰竭等的发生发展直接有关，因此，阻滞AngⅡ对人体组织的病理性刺激活动能够治疗上述多种心血管疾病。阻滞AngⅡ病理性刺激作用的方法之一是采用血管紧张素转换酶抑制剂（ACEI）。已知AngⅡ的前体物质是血管紧张素Ⅰ（AngⅠ），AngⅠ在血管紧张素转换酶（ACE）的作用下降解为AngⅡ。这一经典的转换过程可在血浆和肾、脑、肾上腺等组织中发生。ACEI通过抑制ACE的催化作用能显著减少AngⅡ的生成，其降低心血管病死亡率和病残率的效益已经在诸多随机临床试验中得到证实。然而，ACEI的治疗有其不足之处：首先，ACE的特异性不高，除转化AngⅠ为AngⅡ外，还能降解缓激肽等物质；使用ACEI后

缓激肽的降解受阻、循环中的浓度增高，可引起咳嗽等副作用，部分患者由于不能耐受而被迫停药。另外，许多患者在长期接受ACEI治疗后，曾经降低的Ang Ⅱ水平又会渐渐增高，甚至恢复到治疗前水平。这种所谓Ang Ⅱ"逃逸现象"的确切机制及临床意义尚不完全清楚，很可能是因为一些非ACE途径（如胃促胰酶或组织蛋白酶G）也可使Ang Ⅰ转化为Ang Ⅱ。显然，ACEI不能完全阻滞Ang Ⅱ的生成，人们开始研发在受体水平上阻滞Ang Ⅱ作用的ARB。

二、Ang Ⅱ受体的作用机制

Ang Ⅱ必须通过与受体结合才能发挥作用。已经发现Ang Ⅱ受体有四种亚型，分别被命名为AT_1受体、AT_2受体、AT_3受体和AT_4受体。其中，AT_3受体和AT_4受体还缺乏研究。

AT_1受体和AT_2受体都是含有大约360个氨基酸的多肽，七次跨越细胞膜。这两种受体与Ang Ⅱ的亲和力相似，但功能不同，目前已知的Ang Ⅱ的不利的生物学作用几乎都通过AT_1受体调节，包括收缩血管、释放醛固酮、激活交感神经和促进细胞生长等。Ang Ⅱ和AT_1受体的结合有五个特点：①高度的结构特异性；②有限的结合容量（饱和度）；③亲和力高；④AT_1受体和Ang Ⅱ的相互作用可转化为细胞反应（信号转导）；⑤结合过程受其生物合成以及再循环的调节（上调和下调）。Ang Ⅱ和AT_1受体的特异性、高亲和力结合，是由受体的位于细胞膜外表面的氨基酸以及跨膜结构域中的顺序决定的。

AT_2受体在胎儿组织中高度表达，出生后迅速减少，因此人们认为其在胎儿的发育过程中起着十分重要的作用。但是最近的研究发现，敲除AT_2受体的小鼠能够正常地发育和生长，提示AT_2受体对于胎儿发育可能并非不可缺少。在成人中，脑、心、肾、肾上腺髓质以及生殖组织中存在较低密度的AT_2受体。但是在多种病理情况下，例如心力衰竭、心肌梗死、肾衰竭、脑损伤、血管损伤和伤口愈合时，AT_2受体的表达会上调。AT_2受体的生理效应尚不完全清楚，其可能具有抗增生、扩张血管和促进凋亡的作用。

三、血管紧张素Ⅱ受体拮抗剂（ARB）的作用机制

目前临床使用的ARB均为选择性的AT_1受体拮抗剂，以氯沙坦为代表。氯沙坦与AT_1受体跨膜结构域中的氨基酸相互作用，占据了7条螺旋线之间的空间，从

而阻止AngⅡ和AT₁受体的结合，阻滞了经AT₁受体介导的AngⅡ的病理生理及生物学作用。

氯沙坦对其他AngⅡ受体亚型几乎没有任何作用。但是在AT₁受体被阻滞后，循环中AngⅡ的浓度增高，会更多地作用于AT₂受体。AT₂受体的生物学效应大多与AT₁受体相拮抗，因此ARB的治疗效益可能部分来自AngⅡ对AT₂受体的刺激。但也有研究认为，长期持续刺激AT₂受体也可能带来刺激生长、促进炎症和动脉粥样硬化等不良后果。显然，在这一领域中，还需要更多的研究。

与ACEI不同，ARB治疗不增高缓激肽水平，因此很少引起咳嗽，血管性水肿的发生率也更低。但是这一好处是有代价的，因为缓激肽具有血管扩张等心血管保护效益。

第二节　血管紧张素Ⅱ受体拮抗剂的分类及其特点

一、血管紧张素Ⅱ受体拮抗剂的分类

ARB可以分为肽类和非肽类。肽类AngⅡ受体拮抗剂最早问世，代表药物为沙拉新（Samlasin）。沙拉新非选择性地阻滞所有AngⅡ受体，口服效果差，需静脉给药，且维持时间短（半衰期仅为几分钟），只能用于高血压急症。该类药物还有内源性AngⅡ受体激动作用，给药后部分患者血压反而升高。因此，人们致力于研究非肽类ARB。氯沙坦于1994年上市，它高度特异地选择性拮抗AT₁受体的作用，口服有效，没有AT₁受体激动作用，立即成为"沙坦类"药物的模板，10多年来已合成的该类药物达190多种。其中，经美国食品药物监督管理局（FDA）批准使用的有氯沙坦、缬沙坦（Valsartan）、坎地沙坦（Eandesartan）、厄贝沙坦（Irbesartan）、替米沙坦（Telmisartan）、奥美沙坦（Olmesartan）和伊普沙坦（Eprosartan）。2011年2月，FDA又批准了阿奇沙坦（Azilsartan）的高血压治疗适应证，使临床使用的ARB类药物达到8种。除伊普沙坦和阿奇沙坦外，其他六种ARB已经在我国上市。ARB也可根据其对受体的作用分为非选择性和选择性两类。非选择性药物如沙拉新能阻滞所有各型AngⅡ受体；选择性药物又可分为选择性AT_1受体拮抗剂和AT_2受体拮抗剂等。目前临床使用的ARB均为选择性AT_1受体拮抗剂。

二、血管紧张素Ⅱ受体拮抗剂的特点

在药代动力学方面，氯沙坦、坎地沙坦西酯（Candesartan Cilexetil）和奥美沙坦酯（Olmesartan Medoxomil）为前体药物，在肝内分别代谢为活性物质E3174、坎地沙坦和奥美沙坦。氯沙坦的特点是母药和代谢产物都有活性，E3174的活性比氯沙坦强10~40倍；坎地沙坦和奥美沙坦的母药无活性。有研究称，坎地沙坦、厄贝沙坦、缬沙坦和替米沙坦抑制AT_1受体的作用是不可逆的，而氯沙坦和伊普沙坦则是竞争性可逆的AT_1受体拮抗剂。然而这一特征与研究所采用的药理模型有关，不同实验室的结果也不尽相同。

第三节　常用血管紧张素Ⅱ
受体拮抗剂的药理作用与不良反应

一、常用血管紧张素Ⅱ受体拮抗剂的药理作用

大多数ARB制剂的生物利用度不受食物明显影响，故可空腹服药，也可在进食时服药。ARB可增加肾小管对锂的重吸收，与锂盐同时使用时有可能增加锂的药理学及毒性作用。ARB与非甾体抗炎药合用时降压作用可能减弱。在老年、血容量不足或肾功能损害的患者中，ARB与非留体抗炎药合用可能增加肾脏损害的危险。

氯沙坦在肝内需经细胞色素P450（CYP）2C9和3A4同工酶转化成有活性和无活性的代谢产物，是最有可能与其他药物发生药代动力学相互作用的ARB。例

如，氟康唑或西咪替丁可增强氯沙坦的作用，而苯巴比妥和利福平减弱氯沙坦的作用。厄贝沙坦通过CYP2C9进行代谢，故可能存在与氯沙坦相似的药代动力学相互作用问题。替米沙坦与地高辛合用时，可使后者的血浆峰值及谷值浓度分别增高49%和20%。

（1）ARB与保钾利尿剂。ARB降低循环中的醛固酮水平，有增高血钾的倾向，因此通常不宜与保钾利尿剂同用。在老年人、高钾饮食、肾功能损害或糖尿病的患者中，ARB与保钾利尿剂合用时更容易发生高钾血症。

（2）ARB与噻嗪类利尿剂。ARB和噻嗪类利尿剂合用有相加的降压效果。

（3）ARB与钙拮抗剂。ARB和钙拮抗剂合用也是有效的抗高血压药物组合。

（4）ARB与ACEI。ARB和ACEI联合使用的方案，在大多数临床情况下缺乏明确的效益或可能增加不良反应，故不宜推荐。唯一的例外是，经过ACEI、β受体阻滞剂等标准药物治疗而仍未能控制症状的慢性心力衰竭患者，可考虑加用ARB来帮助改善症状和降低病残率。但若患者已使用ACEI和醛固酮拮抗剂，则不能再加用ARB，以免增加肾脏损害和高钾血症的危险。

（5）ARB与β受体阻滞剂。ARB与β受体阻滞剂不是一种合理的降压药物组合。因不能耐受ACEI而改用ARB的心力衰竭患者，应合用β受体阻滞剂。慢性心力衰竭患者能否同时使用ACEI、ARB和β受体阻滞剂的问题还需要进一步研究。在ELITE Ⅱ和Val-HeFT两项试验的亚组分析中，接受ACEI和β受体阻滞剂治疗的患者在加用氯沙坦或缬沙坦治疗后反而增高总死亡率；但是在评价坎地沙坦疗效的CHARM试验中，这三类药物合用未导致不利后果。

二、常用血管紧张素Ⅱ受体拮抗药的不良反应

ARB不良反应较少见。例如在高血压患者的随机双盲研究中，氯沙坦治疗组的不良反应停药率为2.3%，与安慰剂组（3.7%）没有显著差别。ARB的咳嗽发生率显著低于ACEI，使之成为许多需要ACEI治疗但又不能很好耐受的患者的替代药物。近年来在比较研究中，ARB的低血压、血钾增高和肾功能恶化等不良反应不比ACEI少见。

（1）咳嗽。ARB很少引起咳嗽。

（2）低血压。ARB可引起低血压，包括首剂低血压反应。在伴有左室肥

厚的高血压患者中，缬沙坦长期治疗的低血压发生率为3%。心力衰竭患者使用ARB，应从小剂量开始，根据临床情况逐步上调剂量。

（3）高钾血症。ARB影响醛固酮的释放，有增高血钾的倾向，因此不宜与保钾利尿剂同用。肾功能异常的患者使用ARB时，应注意发生高钾血症。

（4）肾功能恶化。ARB有可能引起肾功能恶化，其机制与ACEI相似。严重心力衰竭、双侧肾动脉狭窄或大剂量利尿剂引起血容量不足的患者须特别注意。

（5）血管性水肿。ARB偶尔可引起血管性水肿，机制尚不清楚，发生率低于ACEI。有文献报道，在39例ACEI引起过敏或血管性水肿的心力衰竭患者中，改用坎地沙坦后仅3例发生血管性水肿，其中1例需停药。因此，ACEI引起血管性水肿的患者，或可考虑用ARB来替代，但是这种做法必须十分慎重。

第四节　常用血管紧张素Ⅱ受体拮抗制

以下介绍国内已经上市的几种ARB，有关规格、剂型和适应证等主要参考原研厂家的产品、产品说明书，以及国内外的主要药物参考书。

一、氯沙坦 Losartan（科素亚 Cozaar）

氯沙坦是第一个用于治疗高血压的ARB，氯沙坦高血压患者生存研究（LIFE试验）证实，其能显著降低老年高血压患者的脑卒中发生率。在2型糖尿病肾病患者中，氯沙坦长期治疗能显著减慢肾功能恶化的进展速率。除此之外，氯沙坦还能增加正常人和高血压患者的尿酸排泄，降低血浆尿酸浓度。

药理作用：本品为血管紧张素Ⅱ受体拮抗剂，通过选择性作用于AT_1受体，从而阻滞经AT_1受体介导的AngⅡ的病理生理及生物学作用。

药代动力学：口服后吸收良好，本身有活性，其代谢产物E3174活性更为强大，生物利用度约为33%。氯沙坦及其活性代谢产物的血药浓度分别在1小时和3～4小时后达到峰值，半衰期分别为2小时和6～9小时。氯沙坦及其代谢产物经胆汁和尿液排泄。

适应证：①高血压；②左室肥厚的高血压患者预防脑卒中；③2型糖尿病合并肾病。

禁忌证：对本品任何成分过敏者禁用。

规格与剂型：片剂，每片25 mg、50 mg、100 mg。

用法与用量：①高血压。起始剂量通常为每日1次50 mg，老年患者及肾损害患者（包括透析患者）无须调整起始剂量，但怀疑血管内容量不足（如使用利尿剂）及肝功能损害的患者宜从每日1次25 mg开始。用药后1周即有效，3~6周后达到最大降压效果。可根据血压下降情况调整剂量，维持剂量为每日25~100 mg，一次服用或分两次服用。单药治疗血压未满意控制者，可加用小剂量利尿剂如氢氯噻嗪。本品也可与其他类别降压药物同用。6岁或6岁以上高血压儿童可使用本药，起始剂量为每日1次0.7 mg/kg（上限为50 mg），根据血压情况调整剂量，最大剂量不超过每日1.4 mg/kg（或100 mg）。不能吞服片剂的儿童，氯沙坦可调制成混悬液后服用。6岁以下儿童或肾小球滤过率<30 mL/min/1.73 m²的儿童缺乏研究资料，故不推荐使用氯沙坦；②左室肥厚的高血压患者。起始剂量通常为每日1次50 mg，根据血压下降情况可加用氢氯噻嗪每日12.5 mg或上调氯沙坦剂量至每日100 mg，血压仍未达标者增加氢氯噻嗪剂量至每日25 mg；③2型糖尿病肾病。起始剂量通常为每日1次50 mg，根据血压下降情况可上调至每日1次100 mg。氯沙坦可与胰岛素或其他常用降糖药（包括磺脲类、格列酮类和糖苷酶抑制剂）同时使用。

不良反应与注意事项：①较常见的不良反应。本品耐受性良好，不良反应大多轻微且短暂，总的不良反应发生率与安慰剂相似。在对原发性高血压患者的短期（6~12周）临床对照研究中，氯沙坦组患者中发生率>1%且比安慰剂组高的不良反应有肌肉痉挛、背痛、头晕、鼻充血、鼻窦炎和上呼吸道感染。另外，不到1%的患者发生与剂量有关的体位性低血压。其他发生率在1%以上、但不高于安慰剂组的不良反应有乏力、疲劳、头痛、水肿、胸痛、腹痛、腹泻、恶心、肌痛、咽炎、失眠、咳嗽等。氯沙坦的咳嗽发生率显著低于ACEI；②过敏反应。在服用氯沙坦的患者中，有发生血管性水肿的病例报道；③注意事项。本品可与或不与食物同时服用。孕妇服用作用于肾素—血管紧张素系统的药物包括ARB，可造成胎儿及新生儿的畸形或死亡，故妊娠期妇女禁用本品。该药是否经人乳分泌尚不清楚，但在大鼠乳汁中可检出氯沙坦及其代谢产物。为了避免对婴儿产生不良影响，应根据药物对于母体的重要性来决定停止哺乳或停止服用本药。

二、缬沙坦 Valsartan（代文 Diovan）

缬沙坦可用于高血压、心力衰竭和心肌梗死后患者。

药理作用：本品为选择性作用于受体的血管紧张素Ⅱ受体拮抗剂。

药代动力学：口服后2~4小时血药浓度达峰值，平均消除半衰期为6小时，绝对生物利用度为25%（10%~35%）。在临床使用剂量范围内，本品的血浆药物浓度—时间曲线下面积（AUC）和峰值血浆浓度（C_{max}）的测值大致随剂量增加而呈线性增加。食物可使该药的AUC和C_{max}分别降低40%和50%，但临床治疗效果并不明显降低。该药口服后主要以原形排出，排泄途径为粪便（约83%）和肾脏（13%）。与缬沙坦代谢有关的药物酶尚未确定，但可能并不通过细胞色素P450同工酶系统。

适应证：①高血压；②心力衰竭；③心肌梗死后病情稳定的心力衰竭或左室收缩功能异常患者。

禁忌证：对本品任何成分过敏者。

规格与剂型：片剂，每片40 mg、80 mg、160 mg、320 mg。

用法与用量：①高血压推荐起始剂量为每日1次80 mg或160 mg，最大剂量每日1次320 mg。服药后2周内就有明显的降压作用，4周后产生最大降压作用。该药可与其他降压药物合用，与噻嗪类利尿剂合用的降压效果优于单纯增大该药剂量。老年患者或轻度至中度肾损害患者无须调整起始剂量，肝损害患者及重度肾损害患者应小心使用本品。6~16岁的高血压儿童可使用该药，推荐起始剂量为每日1次1.3 mg/kg（上限为40 mg），根据血压情况调整剂量，最大剂量不超过每日2.7 mg/kg。不能吞服片剂的儿童，缬沙坦可调制成混悬液后服用。6岁以下儿童或肾小球滤过率<30 mL/min/1.73 m²的儿童缺乏研究资料，故不推荐使用该药；②心力衰竭推荐起始剂量为40 mg每日2次，根据患者耐受情况逐渐上调剂量至80 mg，每日2次，再至160 mg，每日2次。上调过程中可考虑调小同时使用的

利尿剂的剂量；③该药最早可在心肌梗死发生后12小时开始使用，推荐起始剂量为20 mg每日2次，可在7天内上调至40 mg，每日2次，以后根据患者耐受情况逐渐上调至维持剂量160 mg，每日2次。上调过程中若发生有症状的低血压或肾功能异常，应考虑下调剂量。

不良反应与注意事项：与氯沙坦相似。

三、厄贝沙坦 Irbesartan（伊贝沙坦 Avapro、安博维Aprovel）

厄贝沙坦可用于治疗高血压和糖尿病肾病。

药理作用：该药为选择性作用于AT_1受体的血管紧张素II受体拮抗剂。

药代动力学：该药口服后1.5～2小时内血药浓度达峰值，绝对生物利用度为60%～80%，不受食物影响。口服后主要经粪便（约80%）和尿液（20%）排泄，终末消除半衰期为11～15小时。本品主要通过CYP2C9同工酶代谢，代谢产物没有药理活性。在肾功能异常包括血液透析患者，该药的药代动力学参数不变；在轻度至中度肝硬化患者中，该药的药代动力学参数亦无显著改变。因此，肝、肾功能异常的患者通常无须调整剂量，除非患者同时存在血容量不足。

适应证：①高血压；②糖尿病肾病。

禁忌证：对该药任何成分过敏者。

规格与剂型：片剂，每片75 mg、150 mg、300 mg。

用法与用量：①高血压推荐起始剂量为每日1次150 mg，最大剂量每日1次300 mg。老年患者无须调整起始剂量。该药可与其他类别降压药如小剂量利尿剂同用。血容量不足的患者（如使用大剂量利尿剂或血液透析），该药的推荐起始剂量为75 mg；②2型糖尿病肾病在合并蛋白尿或肾病的2型糖尿病高血压患者中，厄贝沙坦治疗能显著减慢肾病的进展速度。推荐的维持剂量为每日1次300 mg。

不良反应与注意事项：与氯沙坦相似。

四、坎地沙坦 Candesartan（坎地沙坦西酯 Candesartan cilexetil、康得沙坦 Atacand、必洛斯 Blopress）

坎地沙坦用于治疗高血压和心力衰竭。

药理作用：坎地沙坦西酯是前体药物，在胃肠道吸收后水解为活性化合物坎地沙坦，后者为选择性作用于受体的血管紧张素II受体拮抗剂。

药代动力学：坎地沙坦西酯口服后3～4小时内血药浓度达峰值，绝对生物利用度约为15%，不受食物影响。坎地沙坦主要以原形排除，口服后经粪便和尿液排泄的比例约为67%和33%。

适应证：①高血压（成人和1岁到小于17岁的儿童）；②心力衰竭。

禁忌证：对该药任何成分过敏者。

规格与剂型：片剂，每片4 mg、8 mg、16 mg、32 mg。

用法与用量：①高血压患者该药的剂量需个体化，2～32 mg均有降压作用。单药使用时起始剂量一般为每日1次16 mg，维持剂量为每日8～32 mg，一次或分两次服用。服药后2周内就有明显降压作用，4～6周后产生最大降压作用。老年患者、轻度肾功能损害患者和轻度肝功能损害患者通常不必调整起始剂量。中度肝功能损害的患者应从小剂量开始治疗。血容量不足的患者，该药应使用小剂量并严密观察血压变化。单药治疗血压未能控制的患者，可加用利尿剂，也可与其他降压药物合用。1岁到小于17岁的高血压患儿，使用该药时应根据血压反应调整剂量，每日剂量可一次或分两次服用。一岁到小于6岁的儿童，该药的日剂量为0.05～0.4 mg/kg，推荐起始剂量为0.20 mg/kg（调制成口服混悬液）。体重<50 kg的6～17岁儿童，该药日剂量为2～16 mg，推荐起始剂量为4～8 mg。体重>50 kg的6～17岁儿童，该药日剂量为4～32 mg，推荐起始剂量为8～16 mg。1岁以下幼儿及肾小球滤过率<30 mL/min/1.73 m²的儿童不得使用坎地沙坦；②成人心力衰竭推荐的起始剂量为每日1次4 mg，在患者能耐受的情况下每隔2周将剂量翻倍，目标剂量为每日1次32 mg。

不良反应与注意事项：与氯沙坦相似。

五、替米沙坦 Telmisartan（美卡素 Micardis）

替米沙坦用于治疗高血压和降低心血管病危险。

药理作用：该药为选择性作用于AT_1受体的血管紧张素Ⅱ受体拮抗剂。

药代动力学：该药口服后的绝对生物利用度为42%～58%，与剂量有关，并受食物的轻微影响。终末消除半衰期长达24小时，主要以原形经胆道排泄。该药不通过细胞色素P450同工酶代谢，但与地高辛同用时可使后者的血清浓度增加20%～49%，故在开始使用该药或调整剂量时，需监测地高辛浓度。每日一次联合使用替米沙坦80 mg和雷米普利10 mg时，雷米普利的C_{max}及AUC分别增加2.3倍和2.1倍，替米沙坦的C_{max}和AUC则分别降低31%和16%。

适应证：①高血压；②心血管病高危患者。在容易发生主要心血管病事件但不能使用ACEI的55岁以上患者中，替米沙坦用于降低心肌梗死、脑卒中或心血管病死亡的危险。心血管病高危患者是指有冠心病、外周动脉疾病、脑卒中、短暂脑缺血发作或糖尿病伴靶器官损害的患者。

禁忌证：对该药任何成分过敏者。

规格与剂型：片剂，每片20 mg、40 mg、80 mg。

用法与用量：①高血压替米沙坦的降压作用在20～80 mg范围内呈剂量依赖性，起始剂量一般为每日1次40 mg，可上调至每日1次80 mg。服药后2周内有明显降压作用，4周后产生最大降压作用。每日1次80 mg不能满意控制高血压者，可加用利尿剂。老年患者或肾功能异常（包括血液透析）的患者不用调整起始剂量。胆道梗阻性疾病或肝功能异常的患者，该药须从小剂量开始，并缓慢上调剂量；②降低心血管病危险推荐剂量为每日1次80 mg。替米沙坦不能与ACEI（如雷米普利）同用。

不良反应与注意事项：与氯沙坦相似。

六、奥美沙坦 Olmesartan（奥美沙坦酯 Olmesartan Medoxomil、傲坦 Olmetec）

奥美沙坦用于治疗高血压。

药理作用：奥美沙坦酯是前体药物，在胃肠道吸收后水解为坎地沙坦，后者为选择性作用于AT_1受体的血管紧张素Ⅱ受体拮抗剂。

药代动力学：该药的绝对生物利用度为26%，不受食物影响，口服后1～2小时血药浓度达峰值。终末消除半衰期约13小时，以原形经肾脏（35%～50%）或胆道排泄。该药不通过细胞色素P450系统代谢，因此一般不会与抑制、诱导或经过细胞色素P450同工酶代谢的药物发生相互作用。

适应证：高血压。

禁忌证：对该药任何成分过敏者。

规格与剂型：片剂，每片5 mg、20 mg、40 mg。

　　用法与用量：①高血压奥美沙坦的剂量应个体化，起始剂量一般为每日1次20 mg，2周后可酌情上调至每日1次40 mg。服药后2周内有明显降压作用，4周后产生最大降压作用。每日1次40 mg不能满意控制高血压者，可加用利尿剂，也可与其他降压药物合用。老年患者、中度或显著肾功能异常患者（肌酐清除率＜40 mL/min）、中度或显著肝功能异常患者均不需调整起始剂量。血容量不足的患者，该药应使用小剂量并严密观察血压变化；②儿童高血压（6～16岁）奥美沙坦的剂量应个体化。起始剂量一般为：体重20～35 kg者每日1次10 mg，体重＞35 kg者每日1次20 mg。2周后如需进一步降低血压，体重20～35 kg者可增加剂量至每日1次20 mg，体重＞35 kg者可增加剂量至每日1次40 mg。不能吞服片剂的儿童，可将相应剂量的奥美沙坦调制成混悬液后服用。

　　不良反应与注意事项：与氯沙坦相似。

第七章 钙通道阻滞剂

钙通道阻滞药，又称钙拮抗药，它是一类选择性阻滞钙通道，抑制细胞外 Ca^{2+} 内流，降低细胞内 Ca^{2+} 浓度的药物。钙通道阻滞药因其化学性质和结构不同，对器官组织的选择性也不同，在钙通道上的结合位点（受体）也存在差异。此类药物曾有过不同的分类方法。本章重点探讨钙通道阻滞药的分类、钙通道阻滞药的药理作用以及常用钙通道阻滞药。

第一节 钙通道阻滞药的分类

1987年，世界卫生组织（WHO）根据药物对钙通道的选择性，将该类药物分为2大类、6小类。①选择性钙通道阻滞药：Ⅰ类，维拉帕米（苯烷基胺）类；Ⅱ类，硝苯地平（二氢吡啶）类；Ⅲ类，地尔硫革（苯噻氮革）类。②非选择性钙通道阻滞药：Ⅳ类，氟桂利嗪类；Ⅴ类，普尼拉明类；Ⅵ类，其他。

1992年，国际药理联合会（IUPHAR）按药物的作用部位，将钙通道的药物分为3类。

（1）Ⅰ类，选择性作用于L型钙通道的药物，按其化学结构特点，又分为4亚类。

Ⅰa类，二氢吡啶类：硝苯地平、氨氯地平、尼群地平、尼莫地平等。

Ⅰb类，地尔硫革类：地尔硫革、克仑硫革、二氯呋利等。

Ⅰc类，苯烷胺类：维拉帕米、加洛帕米、噻帕米等。

Ⅰd类，粉防己碱。

（2）Ⅱ类，选择性作用于其他（T、N和P）型钙通道的药物。

作用于T型钙通道：米贝地尔、苯妥英钠。

作用于N型钙通道：Conotoxin。

作用于P型钙通道：某些蜘蛛毒素。

（3）Ⅲ类，非选择性钙通道调节药：普尼拉明、苄普地尔、卡罗维林和氟桂利嗪等。

按时间先后分类，分为3代：第1代钙通道阻滞药，该类对心肌电生理有明显作用，除降压外，还抑制心肌收缩力，延长房室传导时间。在抗心律失常、抗高血压、预防治疗心绞痛方面广泛应用，但存在稳定性差的缺点。代表药物有维拉帕米、硝苯地平、地尔硫䓬。第2代钙通道阻滞药，该类药物具有高度的血管选择性、性质稳定、疗效确切等特点。代表药物有非洛地平、尼莫地平、尼群地平、尼卡地平等。第3代钙通道阻滞药，该类药物除了具有高度的血管选择性外，兼具血中半衰期长、作用持久的特点。代表药物有普尼地平、氨氯地平和苄普地尔等。钙通道阻滞药临床用于治疗心血管系统疾病，如高血压、心绞痛、心律失常、脑血管疾病和慢性心功能不全等，根据其选择性不同而用于不同的疾病。近期也尝试用于其他系统疾病。

第二节　钙通道阻滞剂的药理作用

一、钙离子通道的类型与特征

钙离子通道（Calcium channels）是细胞外Ca^{2+}（$[Ca^{2+}]_o$）内流的通道，是调节细胞内Ca^{2+}（$[Ca^{2+}]_i$）浓度的主要途径。它存在于机体各种组织细胞，如心肌细胞（包括起搏、传导细胞）、骨骼肌、血管平滑肌细胞、神经细胞等均存在钙离子通道。钙离子通道通过影响Ca^{2+}的流动，影响细胞内的钙离子浓度，进而影响细胞的功能。$[Ca^{2+}]_i$浓度升高是与细胞凋亡有关的调节信号，$[Ca^{2+}]_i$浓度与细胞增生也有密切关系。

（一）钙离子通道的类型

1. 电压门控钙离子通道认知

根据电压和时间依赖性、电导及药理方面特性，可分为L、N、T、P、Q和R六个亚型。

（1）L型钙离子通道：普遍存在于机体各种组织细胞，特别是骨骼肌和心肌、血管平滑肌等细胞膜上。需要较强的去极化才能激活L型通道，它有膜电导大（25 pS）、失活慢、开放持续时间长等特点。临床上常用的二氢吡啶类钙离子通道阻滞剂（如硝苯地平等）、苯烷胺类（如维拉帕米）、苯噻硫䓬类（如地尔硫䓬）等均为特异性L型钙离子通道阻滞剂。L型钙离子通道的主要功能是通过控制Ca^{2+}浓度，调控肌细胞的兴奋—收缩耦联。

（2）T型钙离子通道：主要分布于心脏起搏细胞和血管平滑肌。其特点有膜电导小（5–8 pS）、失活快、低电压即可激活（$-70 \sim -40mV$）等特点。T型钙离子通道主要与细胞生长增殖、激素分泌（如嗜铬细胞分泌儿茶酚胺和肾小球细胞分泌醛固酮）、某些神经节律活动及心脏起搏活动等有关。咪贝地尔（mmibefradil）和氟桂利嗪（flunarizine）等可特异性地阻滞T型通道。

（3）N型钙离子通道：主要存在于神经组织中，与触发神经递质释放有关。其膜电导也较大（约20 pS），也需强的去极化才能激活，这些特点与L型通道相似。但是N型通道失活速度中等。特异性阻滞剂为ω-orconotoxin GVIA。

（4）P型钙离子通道：中等电压可使之激活。存在于脑浦肯野细胞，与调控神经递质释放有关。特异性阻滞剂有：ω-oragatoxin IVA和ω-conotoxin MVIIC等。

（5）Q型钙离子通道：主要分布于小脑颗粒细胞、海马三角细胞和脊髓中间神经元等，与调控神经递质释放有关。Q型通道与N型通道相似，由高电压激活，失活速度中等。ω-aragatoxin IVA和ω-conotoxin MVIIC为特异性阻滞剂。

（6）R型钙离子通道：存在于神经细胞，中等电压可使之激活，特异性阻滞剂有Ni^{2+}。

2. 钙释放通道认知

电压门控的钙离子通道一般存在于细胞膜上，在一定的电压变化条件（去极化）下开放，容许细胞外的 Ca^{2+} 进入细胞内。而在细胞内细胞器如肌质网（sarcoplasmic reticulum，SR）和内质网（endoplasmic reticulum，ER）的膜上还存在一些受体钙释放通道。三磷酸肌醇（inositoltri phosphate，IP_3）或 Ca^{2+} 第二信使可激活SR和ER上的受体，而使钙离子通道开放，SR和ER中储存的钙离子便可释放到细胞浆中，进一步增高细胞浆中 Ca^{2+} 浓度。这类受体钙释放通道在触发兴奋—收缩耦联、T淋巴细胞激活、卵细胞受精和许多其他细胞功能中起关键作用。已发现下述两种钙释放通道：

（1）Ryanodine受体钙释放通道：这种受体可与生物碱Ryanodine特异结合而得名。它分布于骨散肌、心肌、平滑肌、脑、内分泌腺、肝和成纤维细胞中。在骨骼肌、心肌和平滑肌中，该受体位于肌质网终池，靠近横管系统处。

（2）IP_3 受体通道：IP_3 作用于细胞器（如SR或ER）膜上的 IP_3 受体引起内储 Ca^{2+} 释放，称为 IP_3 受体通道。心肌、血管平滑肌、小脑和T淋巴细胞等均存在 IP_3 受体。目前已确定有3种 IP_3 受体通道（IP_3R_1、IP_3R_2、IP_3R_3）。IP_3R_1 在心脏传导系统中分布较多，因此可能在心脏节律调节中起重要作用。 此外，IP_3R_1 在细胞增生和凋亡中可能也起一定作用。IP_3R_2 主要存在于骨骼肌和心肌中，可能参与兴奋—收缩耦联过程。

（二）钙离子通道的特征

（1）电压门控。不同的钙离子通道开放所需电压不同，有电压依赖性。

（2）激活和失活速度缓慢（激活占时20～30毫秒，失活占时100～300毫秒）。在心肌细胞动作电位曲线中，其上升相（0时相）取决于钠通道，而其后的平台则取决于钙通道。

（3）钙通道电流上升缓慢，因而形成一平台。

（4）对离子选择性较低，在正常状态下，能选择性地让钙离子通过，但在钙离浓度下降时，也允许钠离子通过。

（5）可被特异的激活剂激活，或被特异的阻滞剂阻断。

二、钙离子通道阻滞剂的药理学作用机制

钙离子通道阻滞剂（Calcium channel blockers，CCB）是一类选择性阻滞电压门控钙离子通道，抑制细胞外Ca^{2+}内流，降低细胞内Ca^{2+}浓度的药物。1966年，Heckenstein首先在离体豚鼠乳头肌实验中，用电压钳夹技术，发现普尼拉明（Prenylamine）可以抑制豚鼠乳头肌Ca^{2+}依赖的兴奋—收缩耦联，但不抑制Na4依赖的动作电位，从而首先提出钙拮抗剂概念。以后又发现维拉帕米和硝苯地平等也有类似作用，并发现钙拮抗剂作用的本质是阻滞Ca^{2+}经慢通道流入细胞内，即阻滞钙离子通道，所以这类药物又被称作钙离子通道阻滞剂。

钙离子通道是一类跨膜糖蛋白，在细胞膜上形成一种漏斗状亲水性小孔，对钙离子起选择性瓣膜作用，允许Ca^{2+}按电化学梯度方向在小孔中移动。钙离子通道的开放或关闭受激活闸门及失活闸门的控制，跨膜电位差改变或某些药物可使通道的分子结构发生改变，最终影响通道的开放或关闭。通道中Ca^{2+}结合位点决定通道对Ca^{2+}的选择性，通道蛋白的磷酸化位点调节通道的活性，通道蛋白上还有药物结合位点，药物与这些位点结合后，导致通道发生构象改变，进而影响通道的功能及其对Ca^{2+}的亲和力，产生阻滞Ca^{2+}内流或促进Ca^{2+}内流作用。不同的CCB和通道蛋白上不同药物结合位点结合，对钙离子通道产生不同的作用。

L型钙离子通道是一种由5个亚单位（α_1、α_2、β、γ和δ）组成的复合体，如图7-1所示。α_1和α_2通过二硫键–SS–相连。其中，α_1亚单位是L型通道的主要功能单位和药物作用的靶部位，其余亚单位只起辅助作用。二氢吡啶类（DHPs）、苯噻硫草类和苯烷胺类CCB的结合位点主要位于α_1亚单位上。α_1亚单位有4个重复的跨膜功能区域，即Ⅰ、Ⅱ、Ⅲ、Ⅳ。每个跨膜功能区由6个呈α螺旋形成的跨膜肽链片断（$S_1 \sim S_6$）及其间的连接肽链组成。其中S_4片断会有$5 \sim 6$个带正电荷的氨基酸残基，在膜电位变化时可在膜内移动，且对膜电位变化极为敏感，被认为是钙通道的电压传感器。S_5和S_6之间有较长的小襻陷入膜内形成亲水性小孔，是选择性地让Ca^{2+}通过的部位。其邻近部位（S_5和S_6）可能是钙通道阻滞剂影响钙通道的重要部位。

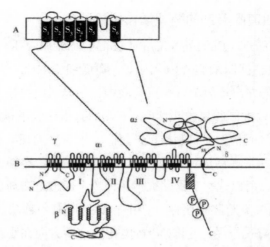

图7-1 L型钙离子通道的5个亚单位（α_1、α_2、β、γ和δ）

二氢吡啶类（DHPs）CCB在钙通道上结合位点的核心位于第Ⅲ区的S_5、S_6，以及第Ⅳ区的S_6肽链片段的细胞外侧面和Ⅳ区的S_5、S_6连接区。DHPs与这些位点结合后，增加了钙通道对Ca^{2+}的亲和力，使Ca^{2+}与位点结合更牢固，从而减少了Ca^{2+}内流。DHPs主要与失活态钙通道蛋白结合，阻碍其恢复，使更多钙通道处于失活状态。DHPs对激活状态的钙通道影响较小，故较少影响心脏的自律性、传导性及心率。

苯烷胺类（PAAs，如维拉帕米）的结合位点位于α_1亚单位第Ⅳ区S_6肽链片段及与之相连的羧基末端起始部靠近细胞内膜侧。当钙通道处于激活状态时，药物进入膜内与药物结合位点结合，阻滞Ca^{2+}内流。钙通道在单位时间内开放次数越多（即心率越快），药物进入细胞越多，对通道的阻滞作用也就越强。因此这类CCB有明显的频率依赖性，可以明显减慢心率和房室结传导。

苯噻硫䓬（BTZs，如地尔硫䓬）类CCB的结合位点在Ⅳ区S_5-S_6及Ⅳ区S_6肽链片断靠近膜外侧，BTZs也与激活态的钙通道亲和力最大，但较PAAs弱，故也有一定的频率依赖性，对心血管系统的作用介于苯烷胺类和DHPs之间。

三类不同化学结构的L型CCB的作用位点极为靠近，位于同一区域的不同氨基酸，而且其中某些氨基酸是共有的，但又不完全相同。所以，它们既有共同的药理作用，又有各自不同的作用特点。

第三节 常用钙通道阻滞药

一、硝苯地平

别名：硝苯吡啶、心痛定、圣通平、拜新同，Adalat。

作用与用途：该药为二氢吡啶类钙通道阻滞剂，舒张冠状动脉和外周血管平滑肌作用强，对高血压、冠心病的舒张作用尤其强。廊管选择性较强，对心脏的抑制作用弱，因快速、强大的降压作用引起反射性交感兴奋，故心率和房室传导可不变或加快，对心脏传导系统的电生理无明显影响。在整体条件下不抑制心脏收缩，故可与P受体阻滞剂或地高辛合用。口服吸收良好，蛋白结合率约90%，口服30分钟血药浓度达高峰，舌下或嚼碎服达峰时间提前。主要通过肝代谢，80%肾脏排泄。普通片剂口服吸收快，作用迅速，不良反应率高。缓释剂或控释剂起效缓慢，血药浓度波动小，血压控制相对平稳，不良反应率明显降低：缓释剂服用1次，维持时间达12小时，控释剂服用1次，可维持24小时。临床用于治疗高血压、心绞痛。

注意事项：①禁忌证。心源性休克者、孕妇、对钙通道阻滞剂过敏者禁用。②慎用。对低血压、心力衰竭及严重主动脉狭窄者应慎用。③监测。肝硬化患者用药时需严密观察；与β受体阻滞剂合用，须严格监测；该药通过肠黏膜和肝脏P450 3A4系统代谢，已知对此酶有抑制或促进作用的药物均对其吸收或消除造成影响；用药期间必须经常测血压及做心电图检查，开始用药及调整剂量时尤需注意。④注意服法。普通片舌下含服或嚼碎服吸收加快，缓释片和一般的控释片不可嚼碎或掰断后服。

用法与用量：口服。从小剂量开始服用，普通片一般起始量为一次10 mg，3次/天，逐渐增大剂量至最大疗效而能耐受的剂量。常用维持量一次10~20 mg，明显冠状动脉痉挛患者可用至一次20~30 mg，3~4次/天。最大剂量每日不宜超过120 mg。急用时可嚼碎或舌下含服，一次10 mg，缓释片一次10~20 mg，每12小时1次。控释片一次30 mg，1次/天。

制剂与规格：普通片，10 mg、20 mg、40 mg；缓释片，10 mg、20 mg；控释片，30 mg、60 mg。

二、尼群地平

别名：硝苯甲乙吡啶、Bayotensin。

作用与用途：该药的化学结构与硝苯地平类似，属二氢吡啶类钙通道阻滞剂，药理作用与硝苯地平相似，但血管选择性较强；可显著增加尿钠排泄，有明显的利尿作用；可引起全身血管扩张，作用以降低舒张压为主；能降低心肌耗氧量，对缺血心性肌有保护作用。口服吸收好，口服吸收后1~2小时降压作用最大，持续6~8小时。生物利用度为30%，血浆蛋白结合率＞90%，血中半衰期为10~22小时。肝内代谢，70%肾脏排泄。临床用于治疗高血压、冠心病。

注意事项：与地高辛合用可使地高辛浓度增加近1倍，故应减少地高辛用量。严重主动脉狭窄、对该药过敏患者禁用。肝、肾功能不全，心绞痛、低血压者及孕妇慎用。

用法与用量：口服。开始一次10 mg，1次/天；以后可随反应调整为20 mg，2次/天。

制剂与规格片剂：10 mg。

三、氨氯地平

别名：压氏达、络活喜、Norvasc。

作用与用途：该药为二氢吡啶类钙通道阻滞剂，结构和药理作用与硝苯地平相似，但血管选择性更强，可舒张冠状血管和全身血管，增加冠脉血流量，降低血压而降低前后负荷；有较弱的负性肌力作用，对人体窦房结和房室结无影响；作用缓慢持久。每日服1次，能在24小时内较好控制血压；不良反应少而轻，患者耐受好；不引起反射性的交感活性增加，长期用药可见血浆去甲肾上腺素水平降低；可明显增加慢性稳定型心绞痛患者的运动耐量，减少心绞痛发作次数，减少硝酸甘油的用量。口服吸收迅速，生物利用度为52%~88%，组织分布广泛，蛋白结合率为95%~98%，肝脏代谢，肾脏排泄，血中半衰期较长，为

35～50小时。临床用于治疗高血压及心绞痛。

注意事项：对该药过敏患者禁用。严重低血压、严重主动脉狭窄、肝功能不全者及孕妇慎用。

用法与用量：口服。初始剂量一次5 mg，1次/天，最大可加至一次10 mg，1次/天。瘦小、体弱、老年患者或肝功能受损者从2.5 mg、1次/天开始用药。

制剂与规格片剂：5 mg。

四、尼卡地平

别名：佩尔地平、卡荣、Perdipine。

作用与用途：该药对冠脉和外周血管有很强的扩张作用，对外周血管的扩张作用与硝苯地平相似，但扩冠作用更强，对脑血管也有很强的扩张作用，对血管平滑肌的钙离子拮抗作用强于对心肌的作用。该药口服吸收完全，血药浓度峰值出现于服药后0.5～2小时（平均1小时），餐后服用该药血药浓度降低。由于饱和肝脏首过代谢，呈非线性动力学特征，平均血中半衰期为8.6小时，血浆蛋白结合率高（大于95%），在肝脏广泛代谢，60%从尿中排出，35%从粪便排出。临床用于治疗高血压急症、手术时异常高血压的紧急处理。

注意事项：颅内出血急性期、脑卒中急性期颅内高压、严重主动脉狭窄者和对该药过敏患者禁用。肝肾功能不全、低血压、青光眼、孕妇、哺乳期妇女慎用。与多种药物合用有相互作用，影响其药效。停用该药应逐渐减量。

用法与用量：①口服。高血压，起始剂量每次20 mg；3次/天可随反应调整剂量至一次40 mg，3次/天增加剂量前至少连续给药3天以上，以保证达到稳态血药浓度。可与利尿剂、β受体阻滞剂等抗高血压药物合用；心绞痛，起始剂量一次20 mg，3次/天；可随反应调整剂量至一次40 mg，3次/天增加剂量前至少连续给药3天以上，以保证达到稳态血药浓度。②静脉滴注。用生理盐水或5%葡萄糖注射液稀释，配成0.01%～0.02%（以盐酸尼卡地平计）后使用。手术时异常高血压以每分钟2～10 μg/kg的滴速开始给药，根据血压调整剂量，必要时可以每分钟10～30 μg/kg直接给药；高血压急症，用生理盐水或5%葡萄糖注射液稀释，配成0.01%～0.02%（以盐酸尼卡地平计）溶液静脉滴注，以每分钟0.5～6 μg/kg的滴速给药，从每分钟0.5 μg/kg开始，将血压降至目标值后，边监测边调节滴速。

制剂与规格：①片剂，10 mg、20 mg、40 mg；②注射剂，佩尔地平，2 mL：2 mg、10 mL：10 mg；卡荣100 mL：20 mg。

五、非洛地平

别名：波依定、Plendil。

作用与用途：该药作用强度与硝苯地平相似，对冠脉、脑血管及外周血管均有扩张作用，对高血压伴心脑供血不足患者效果好，可预防或延缓血管性痴呆。口服吸收完全，经历首过效应，生物利用度约20%，血浆蛋白结合率为99%，肝内代谢。波依定为非洛地平缓释片，口服后2.5～5小时血药浓度达峰，平均血中半衰期25小时。临床用于治疗高血压。

注意事项：对本品过敏患者禁用。低血压、心力衰竭、心功能不全、孕妇、哺乳期妇女和儿童慎用。老年人和肝功能不全者应从每次2.5 mg，每日1次开始治疗。

用法与用量：起始量5 mg，1次/天，可根据患者反应将剂量减少至2.5 mg/d或增加至10 mg/d，常用维持量为2.5～10 mg/d。应早晨服药，整片吞服。

制剂与规格：缓释片，2.5 mg、5 mg、10 mg。

六、拉西地平

别名：乐息平、Lacipil。

作用与用途：该药为二氢吡啶类钙通道阻滞剂，具高度选择性作用于平滑肌的钙通道，主要扩张周围动脉，减少外周阻力，降压作用强而持久。对心脏传导系统和心肌收缩功能无明显影响，并可改善受损肥厚左心室的舒张功能，及抗动脉粥样硬化作用。可使肾血流量增加而不影响。肾小球滤过率可产生不明显的利尿和促尿钠排泄作用，因此能防止移植患者出现环孢素诱发的肾脏灌注不足。该药亲脂性强，可长时间地储存于细胞膜的脂质层中，故其药物效应血中半衰期长于血浆血中半衰期。该药作用时间长，降压作用维持24小时以上。该药口服从胃肠道吸收迅速，由于肝脏广泛首过代谢，生物利用度为2%～9%，用更敏感分析方法平均为18.5%（4%～52%）。吸收后95%药物与蛋白结合，该药经肝脏代谢，稳态时终末血中半衰期为12～15小时。临床用于治疗高血压。

注意事项：对该药成分过敏者禁用。肝功能不全者需减量或慎用。该药可引起子宫肌肉松弛，故临娩妇女慎用。与地高辛合用，地高辛峰值水平可增加17%。

用法与用量：起始剂量4 mg，1次/天，在早晨服用较好，饭前、饭后均可。如需要3~4周可增加至6~8 mg，1次/天。肝病患者初始剂量为2 mg，1次/天。

制剂与规格：片剂2 mg；4 mg。

七、西尼地平

别名：西乐。

作用与用途：该药为亲脂性的二氢吡啶类钙通道阻滞剂，能与血管平滑肌细胞膜上L型钙通道的二氢吡啶位点结合，抑制Ca^{2+}通过L型钙通道的跨膜内流，从而松弛、扩张血管平滑肌，起到降压作用。该药还可通过抑制Ca^{2+}通过交感神经细胞膜上N型钙通道的跨膜内流而抑制交感神经末梢去甲肾上腺素的释放和交感神经活动。该药亲脂性强，作用时间长，临床用于治疗高血压。

注意事项：对该药过敏患者禁用。老年患者、肝肾疾病患者、充血性心衰患者、孕妇慎用。

用法与用量：成年人的初始剂量为每次5 mg，1次/天，早饭后服用。根据患者反应，可将剂量增加，最大增至10 mg/d。

制剂与规格：片剂：5 mg；10 mg。

八、乐卡地平

别名：再宁平、Zanedip。

作用与用途：该药与拉西地平相似，脂溶性高，可长时间地储存于细胞膜的脂质层中，故起效慢，作用时间长，降压作用维持24小时以上。该药血管选择性高，对心脏抑制作用小，也较少引起反射性心率加快。临床用于治疗高血压，尤其适用于老年收缩期高血压及2型糖尿病患者的高血压。

注意事项：对该药过敏患者禁用。严重的肝肾功能不全，左心室流出道梗阻、未经治疗的心衰、不稳定型心绞痛及1周内有心肌梗死患者，18岁以下患者，孕妇和哺乳期妇女禁用。

用法与用量：推荐量一次10 mg，1次/天，餐前15 min口服。根据降压效果可增至每次20 mg，1次/天。

制剂与规格：片剂：5 mg；10 mg。

九、贝尼地平

别名：苄尼地平、可力洛、Coniel。

作用与用途：该药为二氢吡啶类钙通道阻滞剂，作用比硝苯地平强，它能抑制跨膜钙内流，降低细胞内游离钙浓度及利用率，从而选择性地松弛血管，降低其阻力而产生降压作用，同时还可明显增大冠脉和椎骨动脉的血流量。口服后吸收迅速，但生物利用度较低，血中半衰期约2小时，血浆蛋白结合率可达98%以上，从粪便中排泄率约59%，尿中排泄率约36%。临床用于治疗高血压和心绞痛。

注意事项：心源性休克患者、孕妇禁用。血压过低、严重肝功能障碍、高龄患者慎用。小儿用药安全性尚未确定。

用法与用量：口服。1次/天，一次2~4 mg，早饭后服。可按需要增量至1次/天，每次8 mg。

制剂与规格：片剂：4 mg；8 mg。密封，干燥处保存。

十、地尔硫草

别名：硫氮革酮、合心爽、合贝爽、Herbesser。

作用与用途：该药为苯噻氮革类钙通道阻滞剂，其作用与心肌、血管平滑肌除及时抑制钙离子内流有关。该药可以有效地扩张心外膜和心内膜下的冠状动脉，缓解自发性心绞痛或由麦角新诱发冠状动脉痉挛所致心绞痛；通过减慢心率和降低血压，减少心肌需氧量，增加运动耐量并缓解劳力型心绞痛。使血管平滑肌松弛，周围血管阻力下降，血压降低。有负性肌力作用，并可减慢窦房结和房室结的传导。口服后通过胃肠道吸收较完全（达80%），有较强的首过效应，生物利用度为40%。在体内代谢完全，仅2%~4%原药由尿排出。血浆蛋白结合率为70%~80%。单次口服该药30~120 mg，30~60 min后可在血浆中测出，2~3小时血药浓度达峰值，单次或多次给药血中半衰期3.5小时；缓释片吸收率为92%，单次口服120 mg，6~11小时后血药浓度达峰值，单次或多次给药后，血中半衰期母相为5~7小时。静脉注射时，血中半衰期为1.9小时，静脉滴注后5~6小时达稳态。临床用于治疗心绞痛、高血压、肥厚型心肌病；静脉注射可用室上性心动过速、手术时异常高血压的急救处置、高血压急症不稳定性心绞痛。

注意事项：病窦综合征、低血压、急性心肌梗死和肺充血、Ⅱ度以上房室传导阻滞、窦房传导阻滞者、孕妇、对本品过敏者禁用。肝肾功能不全患者慎用。NSL期妇女应用，须停止哺乳。不宜与β受体阻滞剂合用，缓释制剂应整片吞服。

用法与用量：

（1）口服：①普通片，起始剂量每次30 mg，4次/天，餐前及睡前服药，每1~2天增加一次剂量，直至获得最佳疗效。平均剂量范围为90~360 mg/d。②缓释片和缓释胶囊，起始剂量每次60~120 mg，2次/天，平均剂量范围为240~360 mg/d。

（2）静脉注射前用氯化钠注射液或葡萄糖注射液溶解、稀释成1%浓度。室上性心动过速，单次静脉注射，通常成人剂量为盐酸地尔硫草10 mg，约3 min缓慢静脉注射，并可根据年龄和症状适当增减。手术时异常高血压的急救处置，单次静脉注射，通常对成人一次约1分钟内缓慢静脉注射盐酸地尔硫草10 mg，并可根据患者年龄和症状适当增减。

（3）静脉滴注通常对成人以每分钟5~15 μg/kg速度静脉点滴盐酸地尔硫草。当血压降至目标值以后，边监测血压边调节点滴速度。高血压急症，通常成人以每分钟5~15 μg/kg速度静脉点滴盐酸地尔硫草，当血压降至目标值以后，边监测血压边调节点滴速度；不稳定性心绞痛，通常成人以每分钟1~5 μg/kg速度静脉点滴盐酸地尔硫草，应先从小剂量开始，然后可根据病情适当增减，最大用量为每分钟5 μg/kg。

制剂与规格：片剂，30 mg、60 mg、90 mg；缓释片，30 mg、60 mg、90 mg；缓释胶囊，90 mg；注射剂，10 mg、50 mg。

十一、桂哌齐特

别名：马来酸桂哌齐特。

作用与用途：该药为钙通道阻滞剂，通过阻止Ca^{2+}跨膜进入血管平滑肌细胞内，使血管平滑肌松弛，脑血管、冠状血管和外周血管扩张，从而缓解血管痉挛、降低血管阻力、增加血流量。该药有增强腺苷和环磷酸腺苷（cAMP）的作用，降低氧耗。该药能抑制cAMP磷酸二酯酶，使cAMP数量增加。该药还能提高红细胞的柔韧性和变形性，提高其通过细小血管的能力，降低血液的黏性，改善微循环。该药通过提高脑血管的血流量，改善脑的代谢。静脉、肌内注射和口服后的血浆药物血中半衰期分别为30 min、60 min和75 min，尿药血中半衰期在100～120 min，主要以原形从尿中排出。临床用于脑动脉硬化、一过性脑缺血发作、脑血栓形成、脑栓塞、脑出血后遗症和脑外伤后遗症、冠心病、心绞痛、下肢动脉粥样硬化病、血栓闭塞性脉管炎、动脉炎雷诺病等。

注意事项：脑内出血后止血不完全者（止血困难者）、白细胞减少者、有服用该药造成白细胞减少史的患者及对该药过敏的患者禁用。服该药过程中要定期进行血液学检查。

用法与用量：静脉滴注。每次4支，溶于500 mL 10%的葡萄糖或生理盐水中，速度为100 mL/h，1次/天。

制剂与规格：注射剂，2 mL∶80 mg、10 mL∶320 mg。

十二、普尼拉明认知

别名：心可定、双苯丙胺、Segontin。

作用与用途：该药为普尼拉明类非选择性钙通道阻滞剂，除具有阻滞钙离子内流作用外，还有抑制磷酸二酯酶和抗交感神经作用，降低心肌收缩力和松弛血管平滑肌，增加冠脉流量，同时降低心肌耗氧量。对冠状血管有持续性扩张作用，另有促进侧支循环的作用。临床用于治疗心绞痛，对早搏和室性心动过速也有一定疗效。

注意事项：服后可产生食欲不振、皮疹、疲劳感等，减量后可逐渐消失。肝功能异常、心力衰竭、高度房室传导阻滞患者禁用。

用法与用量：口服，3次/天，每次15～30 mg；症状减轻后，每次15 mg，2～3次/天。

制剂与规格：片剂，15 mg。

十三、粉防己碱

别名：汉防己甲素、汉防己碱、金艾康。

作用与用途：对心脏有负性肌力作用、负性频率作用及负性传导作用，并降低心肌耗氧量，可延长心肌的不应期和房室传导，增加心肌血流量。可降低总外周血管阻力，使血压下降，降压时无反射性心率增快，由于后负荷降低，心输出量可增加。其作用机制与地尔硫䓬相似。临床用于治疗早期轻度高血压，亦可用于重症高血压及高血压危象。

注意事项：不良反应较轻、较少。少数患者服药后出现轻度嗜睡、乏力、恶心、腹部不适，个别患者服后大便次数增加，停药后症状可缓解。静脉注射部位可能发生疼痛或静脉炎。

用法与用量：

（1）口服：用于治疗早期高血压，每次100 mg，3次/天。

（2）静脉注射：用于重症高血压及高血压危象，每次120～180 mg，2次/天。

制剂与规格：片剂，20 mg、50 mg。注射剂：2 mL∶30 mg。

第八章 抗心律失常药物

随着医疗技术的发展，心律失常的治疗方法也层出不穷，有药物、刺激迷走神经方法、电复律、电除颤、导管射频消融术、人工心脏起搏、可植入式心律转复除颤器（ICD），以及外科手术等。然而，多数患者以及多数情况下，药物治疗仍是首先使用的重要手段。本章重点探讨心律失常的发生机制、抗心律失常药物的作用原理、抗心律失常药物的分类及其特点，以及常用抗心律失常药物。

第一节 心律失常的发生机制

心律失常即心动节律和频率异常。正常情况下，心脏的冲动来自窦房结，依次经心房、房室结、房室束及浦肯野纤维，最后传至心室肌，引起心脏节律性收缩，顺利完成泵血功能。在病理状态或在药物影响下，冲动形成失常，或传导发生障碍，或不应期异常，就产生心律失常，如窦性心动过速、心动过缓、室性或室上性心动过速、期前收缩（早搏）、心房扑动、心房或心室颤动等，心律失常时心脏泵功能发生障碍，影响全身供血。

对心律失常发生的治疗就是要减少异位起搏活动、调节折返环路的传导性或有效不应期以消除折返。临床绝大多数的抗心律失常药物均是通过影响心肌电兴奋过程中不同时相的离子通道和离子流，使其电生理特性的兴奋性、传导性等产生变化而起作用。抗心律失常药的药理学机制：①阻滞钠通道；②拮抗心脏的交感效应；③调节钾通道，适度延长有效不应期；④阻滞钙通道。

第二节　抗心律失常药物的作用原理

一、抗心律失常药物作用的靶点及机制

细胞膜上跨膜离子通道的有序活动是心肌细胞动作电位产生的基础。绝大多数抗心律失常药物是通过与心肌细胞膜上特异的离子通道、受体及离子泵的结合，使跨膜离子流发生变化，并进一步改变动作电位特性，从而引起心脏的传导、不应期、兴奋性和冲动形成的改变。

一是通过离子通道发挥作用。离子通道是横跨细胞膜的双层磷脂间的糖蛋白分子，一定条件下可选择性允许离子通过。许多离子通道具有整流作用，即只允许离子单向大量流动。药物对心肌细胞的作用依赖于药物与离子通道结合及解离的过程。抗心律失常药物通常具有减弱离子流的作用，某些情况下也可通过干扰通道的关闭而增强离子流。某些因素可影响药物与离子通道的结合位点，进而改变药物对心脏电生理特性的作用。

二是通过离子泵发挥作用。离子泵需要耗能（依靠ATP）进行离子主动转运，从而在细胞膜产生离子流。心肌细胞中存在两种离子泵：①Na^+–K^+泵，可以逆电化学梯度将Na^+泵出细胞外，同时将K^+泵入细胞内。洋地黄直接抑制Na^+–K^+泵，使细胞内K^+浓度降低，最大舒张电位减小而更接近阈电位，因此使自律性增强并且缩短心房肌及浦肯野纤维的不应期，而产生致心律失常作用。细胞外K^+可阻滞洋地黄与Na^+–K^+泵的结合，苯妥英钠能与洋地黄竞争性结合Na^+–K^+泵，可用以治疗洋地黄中毒。②Ca^{2+}泵，能够逆化学梯度转运Ca^{2+}，儿茶酚胺和Ca^{2+}浓度增加能够产生肾上腺素能受体磷酸化而加强Ca^{2+}泵活性。

三是通过细胞受体发挥作用。受体是能识别并结合周围环境中某种化学物质（包括药物），通过中介的信息传导与放大系统触发相应的生理反应或药理反应。心肌细胞膜存在α、β、M_2等受体。这些受体与G蛋白耦联，后者通过激活

蛋白激酶而使调节离子通道功能的蛋白磷酸化，或使受体与第二信使系统或直接与离子泵相联系，从而调节机体的生理反应。某些药物通过与细胞受体作用，完全（β受体阻滞剂）或部分（如索他洛尔，既阻断钾通道又是β受体阻滞剂）地调节跨膜离子流。

抗心律失常药物的作用通常是其对多种离子通道和受体的作用的总和。例如，胺碘酮具有多种药理作用，它既能抑制快速内向钠电流、复极钾电流、内向钙电流，还具有抗肾上腺素能作用并影响甲状腺功能。索他洛尔在小剂量时阻断β受体，在大剂量时阻断钾通道而显著影响复极。

二、抗心律失常药物的基本电生理作用

心律失常的发生可以简单地概括为冲动形成异常、冲动传导异常或者冲动形成和传导同时存在异常。快速性心律失常多数由于自律性增强、触发活动或折返所致，而缓慢性心律失常则是因为自律性降低或传导障碍（生理性干扰和病理阻滞）。针对这些机制，抗心律失常药物往往具有以下基本的电生理作用：

第一，改变心肌的自律性。药物通过抑制快反应细胞的4相Na^+内流，或慢反应细胞的4相Ca^{2+}内流，减慢舒张期自动复极速度；若促进K^+外流，则可增大最大舒张电位，可使其远离阈电位，从而降低自律性。能够抑制Na^+内流，加快K^+外流，阻滞Ca^{2+}内流或抑制交感神经兴奋的药物均能降低心脏的自律性。

第二，抑制后除极与触发活动。早期后除极出现在动作电位2相和3相，容易发生于动作电位时限及复极时限延长的情况下，具有长周期依赖性，可通过药物增加心率缩短动作电位时程PAD，或阻滞Ca^{2+}或Na^+通道而抑制。延迟后除极出现于4相，有短周期依赖性，与细胞Ca^{2+}超载有关，钙拮抗剂抑制有效。

第三，改变传导状态。传导速度取决于细胞的静息膜电位，膜电位越低（负值越小），0相除极速率越慢，则传导速率越低。通过药物增强膜反应性改善传导，或减弱反应性而减慢传导，都可打乱原有的传导匹配关系，消除折返。例如，苯妥英钠等药物能促进K^+外流，加大最大舒张电位，改善传导消除单向阻滞而终止折返；而利多卡因、奎尼丁等药物通过减慢传导使单向阻滞变为双向阻滞而终止折返。

第四，影响细胞的动作电位。动作电位时程（APD）反映了心肌细胞除极至

膜电位恢复的时间，主要取决于内向电流和外向电流之间的平衡，有Na^+、Ca^{2+}、K^+参与，其中K^+的外流速度最重要。有效不应期（ERP）代表心肌激动后恢复兴奋性所需时间。通常认为ERP与APD的比值在抗心律失常中有一定意义，比值大者冲动落入一个心动周期中ERP的概率大，折返不易发生和维持。奎尼丁类药物通过抑制Na^+通道，使其恢复重新开放的时间延长，即ERP延长，ERP/APD增大；而利多卡因通过促进K^+内流而缩短APD和ERP，但APD缩短更明显，故ERP/APD相对增大，最终同样达到消除折返的结果。通常延长ERP的药物，使ERP较长的细胞延长较少，ERP较短者延长较多，从而使长短不一的ERP较为接近趋向均一，也可防止折返的发生。例如，胺碘酮可使心肌细胞复极时间均匀地延长而发挥抗心律失常作用。

抗心律失常药物对心房和心室可发挥不同的电生理作用，因为它们的离子流和动作电位特性不同。例如，氟卡尼延长心房APD，但对心室APD作用轻微。美西律与离子通道在动作电位平台期大量结合，但心房细胞与心室细胞相比，APD的2相缩短，故该药对心房电生理作用微弱。

三、抗心律失常药物致心律失常作用的机制

药物致心律失常作用包括诱发房扑、增加室早及非持续性室速、新近出现的持续性单形性室速、室颤或尖端扭转型室速等。在器质性心脏病、心力衰竭和持续性室性快速心律失常患者中，药物致心律失常作用的发生率明显升高。此外，药代动力学的变化，如药物清除率降低导致的血药浓度升高可引起致心律失常作用；而心脏基本结构的改变可使药物的致心律失常作用的发生危险性增高。

利用钠通道阻滞剂（如奎尼丁或普罗帕酮）治疗室上速特别是房颤时，由于房内传导减慢可能产生折返并形成房扑，这种房扑频率较慢，可伴1∶1房室传导而导致心室率过快（150～200 bpm）。Ⅰa类药物可降低迷走神经张力，使房性冲动较易通过房室结，房颤或房扑患者中需与房室结阻滞剂合用，以防止房室结传导加速；然而，这些药物还可减慢右房内的传导，在控制房颤发作的同时可能会引发房扑，必要时需采用射频消融治疗。

各种抗心律失常药物（特别是Ⅰ类药物）均可能诱发新的单形性室速。目前认为，钠通道阻滞引起的传导减慢和出现稳定的折返环可导致持续性单形性室

速的出现，而尖端扭转型室速常继发于APD延长和Ca²⁺介导的后除极作用。Ⅰc类药物的致心律失常作用在左室功能受损及衰竭患者最明显，而很少见于结构正常、没有缺血的心脏。缺血可进一步减慢传导，增加Ⅰc类药物发生致心律失常作用的风险。药物本身可通过降低心脏的自律性而发挥治疗作用；但对于一个由于高度传出阻滞在临床中可能处于静息状态的自主节律点，药物作用使其激动速率减慢，而可以激动心肌组织，引起持续性单形性室速。

应用延长复极和动作电位的药物（Ⅰ类和Ⅲ类）时，动作电位3相钙通道的再激活，Ca²⁺内流增加，引发后除极可导致尖端扭转型室速。此外，心室复极的离散度增加可能导致尖端扭转型室速。

第三节　抗心律失常药物的分类及其特点

改良后的Vaughan Williams分类法是抗心律失常药物最常见的分类方法（表8-1），它是根据药物阻断特殊离子流（如Na⁺、K⁺、Ca²⁺）的能力，并假定各种药物都有一种主要的作用机制，对抗心律失常药物进行分类的。

表8-1 改良的Vaughan Williams抗心律失常药物分类

分类	药理作用	代表药物
Ⅰ类A	延缓复极，延长动作电位时限	奎尼丁、普鲁卡因酰胺、丙吡胺
B	加速复极，缩短动作电位时限	利多卡因、美西律、苯妥英钠、妥卡尼
C	减慢除极，对复极无影响	氟卡尼、恩卡尼、普罗帕酮、莫雷西嗪
Ⅱ类	β受体阻滞剂	非选择性：普萘洛尔、噻吗心安、索他洛尔
Ⅱ类	β₁受体阻滞剂	选择性：美托洛尔、氨酰心安、比索洛尔
Ⅲ类	延迟动作电位复极	胺碘酮、溴苄铵、索他洛尔、伊布利特、多菲利特
Ⅳ类	钙通道阻滞剂	维拉帕米、地尔硫草

一、Ⅰ类药物及特点

Ⅰ类药物具有膜稳定性作用，通过调节或关闭钠通道，抑制0相去极化，降低最大除极速度并减慢心内传导。根据药物与通道受体结合及解离的速度不同，又分为三个亚组：

（1）Ⅰa类：包括奎尼丁、普鲁卡因酰胺和丙吡胺，对钠通道的阻断作用较强，与通道的结合与解离较快（<5 s），可使心室不应期和QT间期延长。

（2）Ⅰb类：包括利多卡因、美西律、苯妥英钠和妥卡尼，对钠通道的阻断最弱，与通道结合与解离最快（<0.5 s），可使APD和不应期缩短，对PR、QRS及QT间期影响甚微。

（3）Ⅰc类：包括氟卡尼和普罗帕酮，是最强的钠通道阻滞剂，与通道的结合与解离最慢（10~20 s），可使PR和QRS间期延长而QT不变。Ⅰa和Ⅰc类药物还具有钾通道阻滞作用。

二、Ⅱ类药物及特点

Ⅱ类药物（β肾上腺素能受体阻滞剂）主要通过阻滞β受体抑制交感活性而发挥作用，可降低4相除极斜率，升高阈电位，从而降低心肌的自律性及传导。β受体阻滞剂可延长PR间期和房室结的ERP；治疗浓度可缩短浦肯野纤维的ADP和ERP，高浓度则使之延长；此外，还可缩短QT间期。β受体阻滞剂可分为选择性和非选择性两类，例如美托洛尔、阿替洛尔能选择性阻滞心脏β_1受体，而对支气管及血管的β_1受体影响较小，但这种选择性是相对的，当剂量过大时仍可增加气道阻力诱发支气管哮喘。此外，β受体阻滞剂还有水溶性和脂溶性，以及有无内源性拟交感活性之分。

三、Ⅲ类药物及特点

Ⅲ类药物包括胺碘酮、溴苄铵、伊布利特、多菲利特（Dofetilide）和索他洛尔，阻断钾通道，因而延长复极、APD和ERP，可使QT间期显著延长。有些药物还有其他抗心律失常作用，如溴苄铵可阻断交感神经节及节后纤维，索他洛尔还具有β受体阻滞作用，而胺碘酮可阻断除极组织的钠通道和钙通道。

四、IV类药物及特点

IV类药物为钙拮抗剂，可抑制Ca^{2+}进入窦房结、抑制其频率发放，从而减慢窦性节律，同时作用于房室结，延长房室结的不应期，减慢房室传导，表现为PR间期延长。维拉帕米对慢反应的窦房结和房室结的抑制作用比地尔硫䓬强，相对而言，二氢吡啶类如硝苯地平的电生理作用很弱。

改良的Vaughan Williams分类法虽然在临床应用最多，但也存在着很多局限性，需要注意：第一，这种分类方法依据的是体外单细胞研究结果，不同组织类型和生理或病理状态下结果可能不同；第二，药物作用往往复杂，可能影响多种离子通道和自主神经系统；第三，细胞的代谢、体内电解质及儿茶酚胺浓度、自主神经张力都可能改变药物的电生理作用；第四，分类覆盖不全，例如洋地黄类、M_2激动剂、腺苷、镁等抗心律失常药物均未涉及。

第四节　常用抗心律失常药物

一、奎尼丁

别名：硫酸奎尼丁。

作用与用途：该药为 I a类抗心律失常药，对细胞膜有直接作用，主要抑制钠离子的跨膜运动，影响动作电位0相。抑制心肌的自律性，特别是异位兴奋点的自律性，降低传导速度，延长有效不应期，减低兴奋性，对心房不应期的延长较心室明显，缩短房室交界区的不应期，提高心房心室肌的颤动阈。还可抑制钙离子内流，降低心肌收缩力。通过抗胆碱作用能间接对心脏产生影响。口服后吸收快而完全。生物利用度个体差异大，为44%～98%。由于与蛋白亲和力强，广泛分布于全身，表观分布容积正常人为2～3 L/kg，心衰时降低。正常人蛋白结合率为80%～88%。口服后30 min作用开始，1～3小时达最大作用，持续约6小时。血中半衰期为6～8小时，小儿为2.5～6.7小时，肝功能不全者延长。主要经肝脏代谢，部分代谢产物具有药理活性。肝药酶诱导剂可增加本品代谢。以原形随尿排出的量约占用量18.4%（10%～20%），主要通过肾小球滤过，酸性尿中排泄量增加。口服主要适用于心房颤动或心房扑动经电转复后的维持治疗。虽对房性早搏、阵发性室上性心动过速、预激综合征伴室上性心律失常、室性早搏、室性心动过速有效，并有转复心房颤动或心房扑动的作用，但由于不良反应较多，目前已少用。肌内注射及静脉注射已不再使用。

二、普鲁卡因胺

别名：普鲁卡因酰胺、阿米酰林。

作用与用途：此为Ⅰa类抗心律失常药。该药抑制心肌细胞Na^+内流，使动作电位0相上升速度和振幅降低，时程延长，传导减慢，希浦系统0相除极斜率降低，自律性下降。可增加心房的有效不应期，降低心房、浦肯野纤维和心室肌的传导速度，通过升高阈值而降低心房、浦肯野纤维、乳头肌和心室的兴奋性，延长不应期及抑制舒张期除极，降低自律性。对心肌收缩性的抑制作用较弱，可轻度减低心输出量。间接抗胆碱作用弱于奎尼丁，小量即可使房室传导加速，用量偏大则直接抑制房室传导。该药有直接扩血管作用，但抗胆碱作用较弱，不阻滞α受体。该药吸收较快而完全，广泛分布于全身，75%集中在血液丰富的组织内。蛋白结合率为15%～20%。血中半衰期为2～3小时，因乙酰化速度而异，心肾衰竭者可延长。约25%经肝脏代谢成N-乙酰卡尼。乙酰化速度受遗传因素影响，中国大多数人为快乙酰化型，乙酰化快者血中乙酰化代谢物的浓度可较原形药高2～3倍。N-乙酰卡尼的血中半衰期约为6小时。静脉注射后即刻起效。有效血药浓度为2～10 μg/mL，中毒血药浓度为12 μg/mL以上。该药30%～60%以原形经肾脏排出，N-乙酰卡尼主要经肾脏清除，原药的6%～52%以乙酰化形式从肾脏清除，肾功能障碍者体内蓄积量可超过原药。该药曾用于各种心律失常的治疗，但因其促心律失常作用和其他不良反应，现仅推荐用于危及生命的室性心律失常。

注意事项：

（1）禁忌证：病态窦房结综合征（除非已有起搏器）、Ⅱ或Ⅲ度房室传导阻滞（除非已有起搏器）、对该药过敏、红斑狼疮（包括有既往史者）、低钾血症、重症肌无力者等禁用。

（2）慎用：过敏患者（尤以对普鲁卡因及有关药过敏）、支气管哮喘、肝功能或肾功能障碍、低廓压、洋地黄中毒、心脏收缩功能明显降低者慎用。

（3）孕妇及哺乳期妇女用时须权衡利弊。

（4）静脉注射速度过快可发生低血压，甚至虚脱。剂量过大，血药浓度超过12 μg/mL时可出现QRS、QT间期延长以及心脏传导阻滞或加重各种室性心律失常包括扭转型室性心动过速；血液透析可清除原药及N-乙酰卡尼。

（5）与其他抗心律失常药物、抗毒蕈碱药物合用时，效应相加；与降压药合用，尤其静脉注射该药时，降压作用可增强；与拟胆碱药合用时，该药可抑制这类药对横纹肌的效应；与神经肌肉阻滞剂（包括去极化型和非去极化型阻滞剂）合用时，神经肌肉接头的阻滞作用增强，时效延长。

用法与用量：

（1）静脉注射：①成人常用量。一次0.1 g，静脉注射5 min，必要时每隔5~10 min重复1次，总量按体重不得超过10~15 mg/kg；或者10~15 mg/kg静脉滴注1小时，然后以每小时按体重1.5~2 mg/kg维持。②小儿常用量。尚未确定。可按体重3~6 mg/kg，静脉注射5 min。静脉滴注维持量为每分钟按体重0.025~0.05 mg/kg。

（2）口服：治疗心律失常，成人常用量一次0.25~0.5 g，每4小时1次。

制剂与规格：片剂，0.125 g、0.25 g。注射剂，1 mL：0.1 g（盐酸盐）。遮光，密封保存。

三、利多卡因

别名：盐酸利多卡因、碳酸利多卡因。

作用与用途：本品为Ⅰb类抗心律失常药。主要作用于浦肯野纤维和心室肌，抑制Na^+内流，促进K^+外流；降低4相除极坡度，从而降低自律性；明显缩短动作电位时程，相对延长有效不应期及相对不应期；降低心肌兴奋性；减慢传导速度；提高室颤阈。碳酸利多卡因与盐酸利多卡因相比，起效较快，药动学参数与盐酸利多卡因无显著性差异。注射后，组织分布快而广，能透过血—脑屏障和胎盘屏障，15 min内血液内的药物浓度碳酸利多卡因较盐酸利多卡因稍高，药物从局部消除约需2小时，加肾上腺素可延长约至4小时。大部分先经肝微粒酶降解为仍有局麻作用的脱乙基中间代谢物单乙基甘氨酰胺二甲苯，毒性增高，再经酰胺酶水解，经尿排出，少量出现在胆汁中。临床可用于急性心肌梗死后室性早搏和室性心动过速，亦可用于洋地黄类中毒、心脏外科手术及心导管引起的室性心律失常。该药对室上性心律失常通常无效。

注意事项：

（1）禁忌证：对利多卡因及其他局部麻醉药过敏、阿—斯综合征（急性心源性脑缺血综合征）、预激综合征、严重心传导阻滞（包括窦房、房室及心室内传导阻滞）、卟啉症、未经控制的癫痫患者禁用。

（2）慎用：肝肾功能障碍、肝血流量减低、充血性心力衰竭、严重心肌受损、低血容量及休克、原有室内传导阻滞者，儿童、年老体弱者慎用。

（3）该药透过胎盘，且与胎儿蛋白结合高于成人，母亲用药后可导致胎儿心动过缓或过速，亦可导致新生儿高铁血红蛋白血症。

（4）与奎尼丁、普鲁卡因胺、普萘洛尔、美西律或妥卡胺合用时，本品毒性增加，甚至引起窦性停搏。

（5）与下列药品有配伍禁忌：苯巴比妥、硫喷妥钠、硝普钠、甘露醇、两性霉素B、氨苄西林、磺胺嘧啶。

用法与用量：静脉注射，按体重1～2 mg/kg，继以0.1%溶液静脉滴注，每小时不超过100 mg。也可肌内注射，4～5 mg/kg，60～90分钟重复1次。

制剂与规格：盐酸利多卡因，5 mL：50 mg；5 mL：100 mg；10 mL：200 mg；20 mL：400 mg。碳酸利多卡因，5 mL：86.5 mg；10 mL：173 mg（均按利多卡因计算）。密闭，10 ℃～30 ℃保存。

四、苯妥英钠

别名：大仑丁、Dilantin。

作用与用途：此为Ⅰb类抗心律失常药，作用与利多卡因相似，抑制失活状态的钠通道，降低部分除极的浦肯野纤维4相自发除极速率，降低其自律性，抑制交感中枢，对心房、心室的异位节律点有抑制作用，提高房颤与室颤阈值，还可抑制钙离子内流。肌内注射吸收不完全且不规则，一次量峰值仅为口服的

1/3。口服吸收较慢，85%～90%由小肠吸收，吸收率个体差异大，受食物影响。新生儿吸收甚差。口服生物利用度约为79%，分布于细胞内外液，细胞内可能多于细胞外，表观分布容积为0.6 L/kg。血浆蛋白结合率为88%～92%，主要与白蛋白结合，在脑组织内蛋白结合可能还高。主要在肝脏代谢，代谢物无药理活性，代谢存在遗传多态性和人种差异。存在肠肝循环，主要经肾脏排泄，碱性尿排泄较快。血中半衰期为7～42小时，长期服用苯妥英钠的患者，血中半衰期可为15～95小时，甚至更长。应用一定剂量药物后肝代谢（羟化）能力达饱和，此时即使增加很小剂量，血药浓度非线性急剧增加，有中毒危险，要监测血药浓度。有效血药浓度为10～20 mg/L，每日口服300 mg，7～10天可达稳态浓度。血药浓度超过20 mg/L时易产生毒性反应，出现眼球震颤；超过30 mg/L时，出现共济失调；超过40 mg/L时往往出现严重毒性作用。通过胎盘，能分泌入乳汁。临床用于洋地黄中毒所致的室性和室上性心律失常及对利多卡因无效的心律失常，对其他各种原因引起的心律失常疗效较差。

注意事项：

（1）禁忌证：对乙内酰脲药过敏或阿—斯综合征，Ⅱ～Ⅲ度房室阻滞、窦房结阻滞、窦性心动过缓等心功能损害者禁用；孕妇用药可能致畸，禁用；哺乳期妇女应用时，应停止母乳喂养。

（2）慎用：嗜酒，使该药的血药浓度降低；贫血，增加严重感染的危险性；心血管病（尤其老人）；糖尿病，可能升高血糖；肝肾功能损害，改变该药的代谢和排泄；甲状腺功能异常者慎用。

（3）该药个体差异很大，用量需个体化。老年人应用该药时须慎重，应减少用量。

（4）长期应用对乙酰氨基酚患者，可增加肝脏中毒的危险，并且疗效降低；为肝酶诱导剂，与皮质激素、洋地黄类（包括地高辛）、口服避孕药、环孢素、雌激素、左旋多巴、奎尼丁、土霉素或三环抗抑郁药合用时，可降低这些药物的效应。原则上用多巴胺的患者，不宜用该药；与利多卡因或普萘洛尔合用时可能加强心脏的抑制作用。

用法与用量：

（1）成人口服常用量：100～300 mg，一次服用或分2～3次服用；或按体重第1天10～15 mg/kg，第2～4天7.5～10 mg/kg，维持量2～6 mg/kg。

（2）小儿口服常用量：开始按体重5 mg/kg，分2～3次口服，根据病情调整每日量不超过300 mg；维持量4～8 mg/kg，或按体表面积250 mg/m²，分2～3次口服。

（3）成人抗心律失常静脉注射：为中止心律失常，以100 mg缓慢静脉注射2～3 min，根据需要每10～15 min重复1次至心律失常中止，或出现不良反应为止，总量不超过500 mg。

制剂与规格：片剂，50 mg；100 mg；注射剂，100 mg；250 mg。

五、美西律

别名：慢心律、脉克定、脉律定。

作用与用途：此为Ⅰb类抗心律失常药，化学结构及细胞电生理效应与利多卡因相似。抑制心肌细胞Na^+内流和促进K^+外流作用，降低动作电位0相除极速度，缩短浦肯野纤维动作电位时程及有效不应期，延缓室内传导，提高室颤阈值。在正常人血中半衰期为10～12小时；血浆蛋白结合率为50%～60%；肝脏代谢，约10%经肾脏排出。临床用于各种原因引起的室性心律失常；主要用于急性和慢性室性心律失常，如室性早搏、室性心动过速、心室颤动及洋地黄中毒引起的心律失常。静脉注射适用于急性室性心律失常。

注意事项：

（1）禁忌证：心源性休克和有Ⅱ度或Ⅲ度房室传导阻滞、病窦综合征者，哺乳期妇女及对本品过敏者禁用。

（2）慎用：Ⅱ度或Ⅲ度房室传导阻滞及双束支阻滞（已装起搏器）、室内传导阻滞或严重窦性心动过缓、低血压和严重充血性心力衰竭、肝功能异常者慎用。

（3）不良反应：可有恶心、呕吐、嗜睡、心动过缓、低血压、震颤、头痛、眩晕、皮疹。极个别有白细胞及血小板减少等。

（4）与常用的抗心绞痛、抗高血压和抗纤溶药物合用未见相互影响；与奎尼丁、普萘洛尔或胺碘酮合用治疗效果更好。可用于单用一种药物无效的顽固室性心律失常。但不宜与Ⅰb类药物合用。与苯妥英钠或其他肝酶诱导剂如利福平和苯巴比妥等合用，可以降低该药的血药浓度。

用法与用量：

（1）成人口服：首次200～300 mg，必要时2小时后再服100～200 mg。一般维持量400～800 mg/d，分3～4次服用。成人处方极量：口服1200 mg/d，分次服用。

（2）静脉注射：开始量100 mg，加入5%葡萄糖液20 mL中，缓慢静脉注射3～5 min。如无效，可在5～10 min后再给50～100 mg。然后以1.5～2 mg/min的速度静脉滴注3～4小时后滴速减至0.75～1 mg/min，并维持24～48小时。

（3）儿童推荐剂量尚未确定。

制剂与规格：片剂，50 mg；100 mg。针剂，2 mL：100 mg。

六、普罗帕酮

别名：悦复隆、心律平。

作用与用途：此药属于Ⅰc类（即直接作用于细胞膜）的抗心律失常药，具有弱的β受体阻滞作用。普罗帕酮的抗室性心律失常作用与丙吡胺、奎尼丁和利多卡因基本相同，略逊于妥卡尼。对于无症状或症状轻微的室性心律失常患者，普罗帕酮静脉注射或口服均能有效地对初发房颤进行药物转律。其对治疗术后心房颤动也有效果。对儿童房室结折返性心动过速（AVNRT）和房室折返性心动过速（AVRT）转为窦性心律特别有效，并能有效地用于AVNRT与AVRT的长期治疗。口服后自胃肠道吸收良好，服后2～3小时抗心律失常作用达峰效，作用可持续8小时以上，其生物利用度呈剂量依赖性，如100 mg普罗帕酮3.4%，而300 mg的生物利用度为10.6%。与血浆蛋白结合率高达93%，剂量增加，生物利用度还会提高。肝功能下降也会增加药物的生物利用度，严重肝功能损害时普罗帕酮的清除减慢。普罗帕酮的药代动力学曲线为非线性。该药血中半衰期为3.5～4小时。本品经肾脏排泄，主要为代谢产物，小部分（＜1%）为原形，不能经过透析排出。口服适用于治疗室性早搏及预防阵发性室性心动过速。其次用于预防和治疗室上性心律失常，包括房性早搏、阵发性室上性心动过速及预激综合征伴室上性心动过速、心房扑动或心房颤动，但纠正心房颤动或心房扑动效果差。静脉注射适用于阵发性室性心动过速及室上性心动过速（包括伴预激综合征者）。

注意事项：

（1）禁忌证：无起搏器保护的窦房结功能障碍、窦房传导阻滞、Ⅱ度或Ⅲ度房室传导阻滞、双束支传导阻滞（除非已安置人工心脏起搏器），严重肝或肾功能障碍、严重心力衰竭、心源性休克、严重心动过缓、严重低血压、电解质紊乱及对该药过敏者禁用。

（2）慎用：心肌严重损害者、严重的心动过缓、肝肾功能不全、明显低血压患者慎用。建议哺乳期妇女停用。

（3）在儿童中使用的安全性和有效性尚不清楚。

（4）该药与奎尼丁合用可以减慢代谢过程。与局麻药合用增加中枢神经系统不良反应的发生。可以增加血清地高辛浓度，并呈剂量依赖型。与华法林合用时可增加华法林血药浓度和凝血酶原时间延长。

用法与用量：

（1）成人：①口服，一次100～200 mg，3～4次/天。治疗量，300～900 mg/d，分4～6次服用。维持量300～600 mg/d，分2～4次服用。由于其局麻作用，宜在饭后与饮料或食物同时吞服，不得嚼碎。②静脉给药，一次按体重1～1.5 mg/kg，5～10 min内缓慢静脉注射，必要时15～20 min后可重复1次，总量不超过210 mg。静脉注射起效后，可改用每分钟0.5～1 mg速度静脉滴注维持或口服维持；或在严密监护下缓慢静脉注射或静脉滴注，一次70 mg，每8小时1次。一日总量不超过350 mg。

（2）儿童：①口服，一次按体重5～7 mg/kg，3次/天，起效后用量减半，维持疗效。②静脉注射，一次按体重1 mg/kg，静脉注射5 min，必要时20 min后可重复1次。

制剂与规格：片剂，50 mg；100 mg；150 mg。注射剂：5 mL∶17.5 mg；10 mL∶35 mg。遮光，密闭保存。

七、伊布利特

别名：富马酸伊布利特、Corvert。

作用与用途：此为新的Ⅲ类抗心律失常药物，具有延长复极作用，可阻滞

K⁺外流，并有独特的加速Na⁺内流作用。可轻度减慢窦性节律，对房室传导和QRS间期作用轻微，但可延长QT间期。静脉注射后，血浆浓度迅速降低，个体差异大，蛋白结合率为40%，主要由肾脏排泄，血中半衰期为6小时；药动学不受年龄、性别、联合应用地高辛、钙通道阻滞剂、β受体阻滞剂影响。临床用于中止心房扑动，心房颤动的发作。不宜用于预防反复发作或阵发性房颤。

注意事项：禁用于低钾、心动过缓，以及已应用延长Q-T间期药物的患者。孕妇禁用。哺乳期妇女不推荐使用。可能诱发或加重某些患者室性心律失常，可发生尖端扭转型室性心动过速。

用法与用量：该药可以直接应用，也可用50 mL 0.9%氯化钠或5%葡萄糖稀释后用。体重≥60 kg，开始用1 mg不少于10 min静脉注射，如果注射后10 min内不能中止心律失常，重复使用1 mg；体重<60 kg，按体重0.01 mg/kg给药。

制剂与规格：注射剂：1 mg∶10 mL。遮光，密闭，阴凉处保存。

八、莫雷西嗪

作用与用途：该药属Ⅰ类抗心律失常药，可抑制快Na⁺内流，具有膜稳定作用，缩短2相和3相复极及动作电位时间，缩短有效不应期。对窦房结自律性影响很小，但可延长房室及希浦系统的传导口服生物利用度为38%。饭后30 min服用影响吸收速度，蛋白结合率约95%，约60%经肝脏生物转化，至少有2种代谢产物具有药理活性，血中半衰期为1.5～3.5小时。口服后0.5～2小时血药浓度达峰值，抗心律失常作用与血药浓度的高低和时程无关。服用剂量的56%从粪便排出。临床用于室性心律失常，包括室性早搏及室性心动过速。

注意事项：

（1）禁忌证：Ⅱ度或Ⅲ度房室传导阻滞及双束支传导阻滞且无起搏器者、心源性休克与过敏者应禁用。

（2）慎用：Ⅰ度房室阻滞和室内阻滞，肝或肾功能不全，严重心衰者慎用。

（3）用药期间应注意随时检查：①血压；②心电图；③肝功能。

（4）与华法林共用时可改变后者对凝血酶原时间的作用。在华法林稳定抗凝的患者开始用该药或停用该药时应进行监测。

用法与用量：在应用该药前，应停用其他抗心律失常药物1～2个血中半衰期。口服。成人常用量150~300 mg，每8小时1次，极量为900 mg/d。

制剂与规格：片剂：50 mg。遮光，密封保存。

九、胺碘酮

别名：安律酮、可达龙、乙胺碘呋酮、Cordaone。

作用与用途：该药属Ⅲ类抗心律失常药。主要电生理效应是延长各部心肌组织的动作电位及有效不应期，有利于消除折返激动。同时具有轻度非竞争性的α及β肾上腺素受体阻滞和轻度Ⅰ类及Ⅳ类抗心律失常药性质，减低窦房结自律性，对静息膜电位及动作电位高度无影响。对房室旁路前向传导的抑制大于逆向。由于复极过度延长，口服后心电图有Q-T间期延长及T波改变，可以减慢心率15%~20%，使PR和Q-T间期延长10%左右。对冠状动脉及周围血管有直接扩张作用，可影响甲状腺素代谢。该药的特点为血中半衰期长，故服药次数少，治疗指数大，抗心律失常谱广。口服吸收迟缓且不规则。生物利用度约为50%，表观分布容积大约为60 L/kg，主要分布于脂肪组织及含脂肪丰富的器官，其次为心、肾、肺、肝及淋巴结，最低的是脑、甲状腺及肌肉。在血浆中62.1%与白蛋白结合，33.5%可能与脂蛋白结合。主要在肝内代谢消除，代谢产物为去乙基胺碘酮。单次口服800 mg时血中半衰期为4.6小时（组织中摄取），长期服药为13~30天。终末血浆庇中半衰期可达40~55天。停药后半年仍可测出血药浓度。口服后3~7小时血药浓度达峰值。约1个月可达稳态血药浓度，稳态血药浓度为0.92~3.75 μg/mL。原药在尿中未能测到，尿中排碘量占总含碘量的5%，其余的碘经肝肠循环从粪便排出。血液透析不能清除该药。口服适用于危及生命的阵发室性心动过速及室颤的预防，也可用于其他药物无效的阵发性室上性心动过速、阵发心房扑动、心房颤动，包括合并预激综合征及持续心房颤动、心房扑动电转复后的维持治疗。可用于持续房颤、房扑时室率的控制。除有明确指征外，一般不宜用于治疗房性、室性早搏。

注意事项：严重窦房结功能异常、Ⅱ度或Ⅲ度房室传导阻滞、心动过缓引起晕厥、对该药过敏者禁用。对碘过敏者使用该药可能过敏。窦性心动过缓、Q-T延长综合征、低血压、肝功能不全、肺功能不全、严重充血性心力衰竭者慎用。孕妇使用时应权衡利弊，服用该药者不宜哺乳。该药可增高血浆中奎尼丁、普鲁卡因胺、氟卡尼及苯妥英钠的浓度。增加华法林的抗凝作用，合用时应密切监测凝血酶原时间，调整抗凝药的剂量。静脉给药须采用定量输液泵。若药液浓度>2 mg/mL应采用中心静脉导管给药。

用法与用量：

（1）口服：成人常用量。治疗室上性心律失常，每天0.4～0.6 g，分2～3次服；1～2周后根据需要改为0.2～0.4 g/d维持；部分患者可减至0.2 g，每周5天或更小剂量维持。治疗严重室性心律失常，0.6～1.2 g/d，分3次服；1～2周后根据需要逐渐改为0.2～0.4 g/d维持。

（2）静脉滴注：持续性室速，首剂静脉用药150 mg，用5%葡萄糖稀释，于10 min内注入。首剂用药10～15 min后如仍不见转复，可重复追加150 mg静脉注射，用法同前。

制剂与规格：片剂，0.2 g。注射剂，150 mg：3 mL。遮光，密封保存。

十、多非利特

别名：Tikosyn。

作用与用途：此为Ⅲ类抗心律失常药物，作用与依布利特相似，它延长动作电位的时间及有效不应期，但不影响心脏传导速度。它能抑制滞后的外向钾电流中的快速部分，因而在复极化期阻滞钾离子的外流。该药口服吸收良好，生物利用度90%。部分可经肝脏代谢而失活，有50%～60%以原形经肾脏排泄。血中半衰期7～13小时。临床用于治疗和预防房性心律失常，如房颤、心房扑动和阵发性室上性心动过速，也可预防室性心动过速的发生。

注意事项：该药最严重的不良反应是可诱发室性心律失常（特别是尖端扭转型室性心动过速）。其他同依布利特。

用法与用量：口服。一次0.125～0.5 mg，2次/天。

制剂与规格：胶囊，0.125 mg；0.25 mg；0.5 mg。15 ℃～30 ℃保存。

十一、门冬氨酸钾镁

别名：潘南金、Panangiru。

作用与用途：天冬氨酸是草酰乙酸前体，在三羧酸循环、鸟氨酸循环及核苷酸合成中都起重要作用。它对细胞亲和力很强，可做钾、镁离子的载体，助其进入细胞内，提高细胞内钾、镁浓度，加速肝细胞三羧酸循环，对改善肝功能、降低血清胆红素浓度有一定作用。经肾脏代谢排出体外。临床用于低钾血症，低钾及洋地黄中毒引起的心律失常，病毒性肝炎，肝硬化和肝性脑病的治疗。

注意事项：高血钾、高血镁、肾功能不全及房室传导阻滞患者禁用。不宜与保钾利尿药合用。该药未经稀释不得进行注射，滴注速度应缓慢。用于防治低钾血症时，需同时随检血镁浓度。

用法与用量：口服，一次1片，3次/天。静脉滴注：一次10～20 mL（1～2支），加入5%或10%葡萄糖注射液500 mL中缓慢滴注，1次/天。

制剂与规格：片剂，每片含L-门冬氨酸钾158 mg（含钾36 mg），L-门冬氨酸镁140 mg（含镁11.8 mg）。注射剂，10 mL。遮光，密闭保存。

十二、腺苷

别名：Adenocard、Adenocor。

作用与用途：腺苷是普遍存在于人体细胞的内源性核苷，主要由三磷酸腺苷（ATP）降解形成，是一种能终止阵发性室上性心动过速的独特药物，但不适合用通常的抗心律失常药来分类。它本身是机体能量系统的组成部分，同时还作为几种生化途径的中间产物，参与调节许多生理过程，包括血小板功能、冠状血管和全身血管张力以及脂肪降解等。本药及ATP均可产生一过性房室传导阻滞，从而打断室上性心动过速的折返环。可减慢房室结传导。临床用于阵发性室上性心动过速，包括预激综合征、腺苷负荷试验。

注意事项：严重房室传导阻滞者、心房颤动或心房扑动伴异常旁路、病窦综合征而未安置心脏起搏器者禁用。

用法与用量：

（1）室上性心动过速：开始时快速静脉注射3 mg；如无效可于1～2 min内静脉注射6 mg；如需要可再于1～2 min后再静脉注射12 mg。

（2）腺苷负荷试验：静脉注射腺苷90 mg/30 mL，剂量140 μg/（kg·min）持续泵入6 min（总剂量为0.8 mg/kg）。

制剂与规格：注射液（诊断用），30 mL：90 mg。注射液（治疗用），2 mL：6 mg。

第九章 临床常用其他治疗心血管疾病的药物

心血管疾病在现代社会病发的情况越来越常见，因此治疗心血管疾病是一个非常重要的问题。本章重点介绍抗休克的血管活性药物、调节血脂和抗动脉粥样硬化药、抗血小板和血栓药物、周围血管扩张药，以及洋地黄类正性肌力药。

第一节 抗休克的血管活性药物

休克是由于维持生命的重要器官（如心、脑、肾等）得不到足够的血液灌流而产生的、以微循环血流障碍为特征的急性循环不全综合征。

休克治疗应根据休克的不同病因和不同阶段采取相应的措施，除进行病因治疗、补充血容量、纠正酸血症外，应用血管活性药物（血管收缩剂和血管扩张剂）以改变血管功能和改善微循环，也是治疗休克的重要措施。

一、去甲肾上腺素的血管活性药物

1. 作用与用途

此为肾上腺素受体激动药，可强烈激动 α 受体，对 β 受体作用弱。可引起血管极度收缩，使血压升高，冠状动脉血流增加。用量按每分钟0.4 μg/kg时，以 β 受体激动为主；用较大剂量时，以 α 受体激动为主。静脉给药后起效迅速，停止滴注后作用时效维持1~2 min。主要在肝内代谢成无活性的代谢产物。经肾脏排泄，仅微量以原形排泄。临床用于治疗各种休克（但出血性休克禁用）。

2. 注意事项。药液外漏可引起局部组织坏死。该药强烈的血管收缩可以使重要脏器器官血流减少，肾血流锐减后尿量减少，组织供血不足导致缺氧和酸中毒；持久或大量使用时，可使回心血流量减少，外周血管阻力升高，心排血量减少，后果严重。应重视的反应包括静脉输注时沿静脉径路皮肤发白，注射局部皮肤破溃，皮肤发绀、发红，严重眩晕，上述反应虽少见，但后果严重。禁止与含卤素的麻醉剂和其他儿茶酚胺类药合并使用，可卡因中毒及心动过速患者禁用。用药过程中必须监测动脉压、中心静脉压、尿量、心电图。

3．用法与用量

用5%葡萄糖注射液或葡萄糖氯化钠注射液稀释后静脉滴注。成人常用量：开始以每分钟8～12 mg速度滴注，调整滴速以达到血压升到理想水平；维持量为每分钟2～4 mg。在必要时可超越上述剂量，但需注意保持或补足血容量。小儿常用量：开始按体重以每分钟0.02～0.1 mg/kg速度滴注，按需要调节滴速。

二、去氧肾上腺素的血管活性药物

1．作用与用途

此为α-肾上腺素受体激动药，有明显的血管收缩作用。作用与去甲肾上腺素相似，但弱而持久，毒性较小。可激发迷走神经反射，使心率减慢。此药可使肾、内脏、皮肤及肢体血流减少，但冠状动脉血流增加。此药在胃肠道和肝脏内被单胺氧化酶（MAO）降解，不宜口服。皮下注射，升压作用10～15 min起效，持续50～60 min；肌内注射一般也是10～15 min起效，持续30～120 min；静脉注射立即起效，持续15～20 min。临床用于治疗休克及麻醉时维持血压，也用于治疗室上性心动过速。

2．注意事项

第一，禁忌证。高血压、冠状动脉硬化、甲亢、糖尿病、心肌梗死者禁用；第二，药物过量出现血压过度上升，反射性心动过缓可用阿托品纠正，其他逾量表现可用α受体阻滞剂如酚妥拉明治疗。

3．用法与用量

常用量：肌内注射，一次2～5 mg；静脉注射，一次10～20 mg，稀释后缓慢滴注。极量肌内注射，一次10 mg；静脉注射，每分钟0.1 mg。

三、间羟胺的血管活性药物

1. 作用与用途

本品直接兴奋 α 受体，较去甲肾上腺素作用更弱但较持久，对心血管的作用与去甲肾上腺素相似。能收缩血管，持续地升高收缩压和舒张压，也可增强心肌收缩力，使休克患者的心排血量增加。升压作用可靠，维持时间较长，较少引起心悸或尿量减少等反应。肌内注射10 min或皮下注射5～20 min后血压升高，持续约1小时；静脉注射1～2 min起效，持续约20 min。不被单胺氧化酶破坏，作用较久。临床用于防治椎管内阻滞麻醉时发生的急性低血压，出血、药物过敏、手术并发症及脑外伤或脑肿瘤合并休克而发生的低血压辅助性对症治疗；也可用于心源性休克或败血症所致的低血压。

2. 注意事项

该药连续给药时，不能突然停药，以免发生低血压反跳。给药时应选用较粗针静脉注射，并避免药液外溢。药物过量，血压过高者可静脉注射酚妥拉明5～10 mg。

3. 用法与用量

第一，成人肌内或皮下注射，每次2～10 mg（以间羟胺计），由于最大效应不是立即显现，在重复用药前对初始量效应至少观察10 min；第二，成人静脉给药。静脉注射，初量0.5～5 mg，继而静脉滴注，用于重症休克。静脉滴注，将间羟胺15～100 mg加入5%葡萄糖液或氯化钠注射液500 mL中滴注，调节滴速以维持合适的血压。成人极量一次100 mg（每分钟0.3～0.4 mg）。

4. 制剂与规格

注射剂：10mg。

四、肾上腺素的活性药物

1. 作用与用途

该药兼有X受体和β受体激动作用，可引起皮肤、黏膜、内脏血管收缩；冠状血管扩张，骨骼肌、心肌兴奋，心率增快，支气管平滑肌、胃肠道平滑肌松弛。对血压的影响与剂量有关，常用剂量使收缩压上升而舒张压不升或略降，大剂量使收缩压、舒张压均升高。皮下注射6～15 min起效，作用维持1～2小时，肌内注射作用维持80 min左右。临床用于因支气管痉挛所致严重呼吸困难，可迅速缓解药物等引起的过敏性休克，亦可用于延长浸润麻醉用药的作用时间。各种原因引起的心脏骤停进行心肺复苏的主要抢救用药。

2．注意事项

高血压、器质性心脏病、冠状动脉疾病、糖尿病、甲状腺功能亢进、洋地黄中毒、外伤性及出血性休克、心源性哮喘等患者禁用。

3．用法与用量

皮下注射：常用量，每次0.25～1 mg；极量：每次1 mg。过敏性休克：皮下注射或肌内注射0.5～1 mg，也可用0.1～0.5 mg缓慢静脉注射；如疗效不好，可改用4～8 mg静脉滴注（溶于5%葡萄糖液500～1000 mL）。抢救心脏骤停：0.25～0.5 mg，以10 mL生理盐水稀释后静脉（或心内）注射。

4．制剂与规格

注射剂：1 mL：1 mg。

第二节　调节血脂和抗动脉粥样硬化药

用于防治动脉粥样硬化的药物为调节血脂药和抗动脉粥样硬化药。血脂以胆固醇酯（CE）和三酰甘油（TG）为核心，外包胆固醇（Ch）和磷脂（PL）构成球形颗粒。再与载脂蛋白（apo）相结合，形成脂蛋白溶于血浆进行转运与代谢。脂蛋白可分为乳糜微粒（CM）、极低密度脂蛋白（VLDL）、中间密度脂蛋白（IDL）、低密度脂蛋白（LDL）和高密度脂蛋白（HDL）等。凡血浆中VLDL、IDL、LDL及apoB浓度高出正常为高脂蛋白血症，易致动脉粥样硬化。近年来证明HDL、apoA浓度低于正常，也为动脉粥样硬化危险因子。如果血浆脂质代谢紊乱，首先要调节饮食，食用低热量、低脂肪、低胆固醇类食品，加强体育锻炼及戒烟等。如血脂仍不正常，再用药物治疗。凡能使LDL、VLDL、TC（总胆固醇）、TG、apoB降低，或使HDL、apoA升高的药物，都有抗动脉粥样硬化作用。动脉粥样硬化主要是由于脂质代谢紊乱及纤维蛋白溶解活性降低引起，其病理变化首先是胆固醇及其他脂质在动脉内膜沉着，继而内膜纤维结缔组织增生，并局限性增厚，形成斑块，然后逐渐形成粥样物。

一、烟酸

1. 作用与用途

此为B族维生素，在体内转化为烟酰胺，再与核糖腺嘌呤等组成辅酶Ⅰ和辅酶Ⅱ，为脂质氨基酸、蛋白、嘌呤代谢，组织呼吸的氧化作用和糖原分解所必需。口服后30～60 min血药浓度达峰值，广泛分布到各组织。血中半衰期约为45 min。肝内代谢治疗量的烟酸仅有小量以原形及代谢物由尿排出。食物中色氨酸通过肠道细菌作用转换为烟酸。烟酸可减低辅酶A的利用，通过抑制极低密度脂蛋白（VLDL）的合成而影响血中胆固醇的运载，大剂量可降低血清胆固醇及三酰甘油浓度。烟酸有周围血管扩张作用，用于防治糙皮病等烟酸缺乏病，也用作血管扩张药，治疗高脂血症。

2. 注意事项

第一，禁忌证：消化性溃疡和妊娠初期禁用；第二，慎用：动脉出血、糖尿病、青光眼、痛风、高尿酸血症、肝病、低血压患者慎用；第三，不良反应：本品在肾功能正常时几乎不会发生毒性反应，一般不良反应有感觉温热、皮肤发红、头痛等血管扩张反应。大剂量用药可导致腹泻、头晕、乏力、皮肤干燥、瘙痒、眼干燥、恶心、呕吐、胃痛、高血糖、高尿酸、心律失常、肝毒性反应。饭后服可减少不良反应。

3. 用法与用量

成人：①糙皮病常用量，一次50～100 mg，500 mg/d；如有胃部不适，宜与牛奶同服或进餐时服；一般同时服用维生素B、维生素B_2、维生素B_6各5 mg。②抗高血脂，开始口服100 mg，3次/天；4～7天后可增加至一次1～2 g，3次/天。儿童：糙皮病常用量，一次25～50 mg，2～3次/天。

二、阿昔莫司

1. 作用与用途

此为烟酸类衍生化合物，通过抑制脂肪组织的分解，使游离脂肪酸的生成减少，从而降低了肝脏内三酰甘油的合成。此外，还有抑制肝脂肪酶活性和抑制极低密度、低密度脂蛋白合成，使血中三酰甘油和总胆固醇降低，还可抑制肝脏脂肪酶的活性，减少高密度脂蛋白分解，激活脂肪组织的脂蛋白酶，加速低密度脂蛋白分解，有利于高密度脂蛋白增高。本药降脂作用较烟酸强，口服后迅速吸收，服后2小时血药浓度达峰值，亦中半衰期为2小时，不与血浆蛋白结合，体内不被代谢，大部分以原形从肾脏排出。可经透析清除，对动脉粥样硬化和冠心病的防治产生作用，还可改变高三酰甘油血症的LDL和HDL的组成和分布。临床用于治疗高三酰甘油血症（Ⅳ型）、高胆固醇血症（Ⅱa型）和混合型高脂血症（Ⅱb型）。

2．注意事项

禁忌证：对该药过敏者、消化性溃疡患者、孕妇及哺乳期妇女、儿童禁用。慎用：肾功能不全者慎用。长期用药者应随检血脂、肝肾功能。不良反应与烟酸相似。

3．用法与用量

口服。一次250 mg，2～3次/天，饭后服用。剂量可按需要调整，但最大剂量不超过1200 mg/d。

三、非诺贝特

1．作用与用途

此为氯贝丁酸衍生物类血脂调节药，通过抑制极低密度脂蛋白（LDL）和三酰甘油（TG）的生成并同时使其分解代谢增多，降低血三酰甘油和总胆固醇（TC），前者下降更为明显。能降低低密度脂蛋白、极低密度脂蛋白（VLDL）及载脂蛋白B（apoB），升高高密度脂蛋白（HDL）和载脂蛋白A（apoA），还可使血尿酸下降。口服吸收良好，与食物同服可使非诺贝特的吸收增加。口服后4～7小时血药浓度达峰值。血浆蛋白结合率约为99%，吸收后在肝、肾、肠道中分布多，其次为肺、心和肾上腺，在睾丸、脾、皮肤内有少量。在肝内和肾组织内代谢，经羧基还原与葡萄糖醛酸化，转化为葡萄糖醛酸化产物。单剂量口服后吸收半衰期与消除半衰期分别为4.9小时与26.6小时，持续治疗后半衰期β相为21.7小时。约60%的代谢产物经肾脏排泄，25%的代谢产物经粪便排出。临床用于治疗高三酰甘油血症、高胆固醇血症或混合型高脂血症。

2. 注意事项

禁忌证：严重肝功能不全者、严重肾功能不全者、胆石症和胆囊疾病患者、孕妇和哺乳期妇女禁用。慎用：一般肾功能不全者须慎用。该药宜与食物同服，可增加药物吸收并防止胃部刺激。与HMG-CoA还原酶抑制药合用，应慎用。应密切监测患者的血清肌酸激酶（CK）水平，如CK值明显升高或怀疑出现肌病或横纹肌溶解，应立即停用。

3. 用法与用量

口服：一次100 mg，3次/天，维持量一次100 mg，1~2次/天。

四、辛伐他汀

1. 作用与用途

此为甲基羟戊二酰辅酶A（HMG-CoA）还原酶抑制剂，抑制内源性胆固醇的合成，为血脂调节剂。这是前体药物，肝内代谢为洛伐他汀起作用。有降低总胆固醇（TC）的含量，降低极低密度脂蛋白胆固醇（VLDL-C）、低密度脂蛋白胆固醇（LDL-C）和升高高密度脂蛋白胆固醇（HDL-C）水平的作用。口服吸收良好，吸收后肝内的浓度高于其他组织，在肝内经广泛首过代谢，该药及P-羟酸代谢物的蛋白结合率高达95%，达峰时间为1.3~2.4小时，血中半衰期为311。60%从粪便排出，13%从尿排出。治疗2周可见疗效，4~6周达高峰，长期治疗后停药，作用持续4~6周。长期使用在调节血脂的同时，显著阻滞动脉粥样硬化病变进展，减少心血管事件和不稳定性心绞痛的发生。临床用于治疗高脂血症、冠心病。

2. 注意事项

有活动性肝病或无法解释的氨基转移酶升高者应禁用，妊娠期妇女禁用。哺乳期妇女和儿童不推荐使用。如果患者的氨基转移酶有继续升高的表现，特别是氨基转移酶升高超过正常值3倍以上并保持持续，应停药。若发现肌酸磷酸激酶（CK）显著上升或诊断或怀疑肌痛，及有急性或严重的条件暗示的肌病及有横纹肌溶解应立即停药。不良反应有腹痛、便秘、胃肠胀气。偶有疲乏、无力、头痛。用药期间应定期检查血胆固醇、肝功能和CK。

3. 用法与用量

高胆固醇血症：一般开始服剂量为10 mg/d，晚间顿服；必要时4周后调整剂量。冠心病每晚服用20 mg作为起始剂量，必要时4周后调整剂量。

五、氟伐他汀

1. 作用与用途

此为第一个人工合成的Hmg-CoA还原酶抑制剂，作用机制与辛伐他汀同。吸收迅速完全，吸收率约98%，生物利用度19%～29%，有肝脏首过效应，血中半衰期为0.5～1.2小时，95%经胆汁排出。临床用于治疗高脂血症、冠心病。

2. 注意事项

同辛伐他汀。

3. 用法与用量

口服。开始剂量为20 mg/d；以后视情况可增至20～40 mg/d，1次/天，临睡前服用或2次分服。剂量可按需要调整，但最大剂量不超过80 mg/d。

六、阿托伐他汀

1. 作用与用途

此为Hmg-CoA还原酶抑制剂，作用机制与辛伐他汀相同。此药能显著降低胆固醇和低密度脂蛋白胆固醇水平，中度降低血清三酰甘油水平和增高高密度脂蛋白水平。在肝脏经细胞色素P4503A4代谢为多种活性代谢物，血中半衰期大约为14小时，但由于其活性代谢物的影响，实际对Hmg-CoA还原酶抑制作用的血中半衰期为20～30小时。本品蛋白结合率为98%，大部分以代谢物的形式经胆汁排出。临床用于治疗高脂血症、冠心病。

2. 注意事项

与抑制其代谢（由细胞色素P450CYP3A4代谢）的药物并用时，血液中的阿托伐他汀浓度可能会增加，从而增加其产生副作用的风险。可能产生相互作用的药品包括HIV蛋白酶抑制剂、华法林、贝特类药品、依折麦布、维拉帕米、地尔硫䓬、胺碘酮、葡萄柚汁，以及CYP3A4诱导剂。不良反应与其他他汀类相似。

3. 用法与用量

口服，10～20 mg，1次/天，晚餐时服用。剂量可按需要调整，但最大剂量不超过80 mg/d。

七、血脂康

1. 作用与用途

为特制红曲精制而成，内含洛伐他汀及酸性洛伐他汀约20 mg/d以上，有调节血脂、保护血管内皮、抑制过氧化损伤、阻滞血管平滑肌细胞增殖和迁移等作用，可抗动脉粥样硬化，对原发性高脂血症能降低TC、TG、LDL-C，升高HDL-C，明显降低apoB和LP（a），升高apoA，降低血液黏稠度。

2. 注意事项

对该药过敏者禁用；活动性肝炎或无法解释的血清氨基转移酶升高者禁用；孕妇及哺乳期妇女慎用。

3. 用法与用量

口服。轻、中度患者2粒/天，晚饭后服用。重度患者每次2粒，2次/天，早、晚饭后服用。

第三节　抗血小板和血栓药物

一、抗血小板药物

抗血小板药即血小板功能抑制药，能抑制血小板黏附、聚集及释放反应，从而防止血栓形成，还能恢复病理状态下血小板的寿命。各类抗血小板药物通过不同机制作用于血小板，临床应用剂量下一般不引起出血等不良反应。

1. 乙酰水杨酸（阿司匹林，Aspirin）

临床应用：广泛应用于心脏血管血栓性疾病的防治，口服50～300 mg/d。注意事项：不良反应有上腹部不适、胃肠黏膜溃疡、出血，少数出现荨麻疹或哮喘发作。老年患者在与华法令或肝素合用时，易引起胃肠道大出血，需立即输新鲜血或血小板以及其他止血措施。

2. 双哺达莫（潘生丁、Dipyridamole、Persantin）

原为血管扩张药，可抑制血小板第一、第二相聚集。临床应用：用于血栓栓塞性疾病。400 mg/d，分4次口服。与阿司匹林合用，100～200 mg/d，分3～4次口服。注意事项：不良反应偶有头痛、眩晕及胃肠道症状，部分患者可因为"窃流"现象，加重心绞痛，需注意。停药后可消失。

3. 抵克力得（噻氯匹定、氯苄噻唑定、Tidopidine）

这是一种新的强效广谱抗血小板药物。临床应用：由于不抑制PGI2，理论上优于阿司匹林，口服24～48小时后起作用，3～5小时达作用高峰，疗效可维持数日。250 mg，口服1次/天，必要时可增至2次/天。注意事项：不良作用较小，偶可引起胃肠道反应，中性粒细胞减少及血脂增高，个别有皮疹、SGPT、增高及出血倾向。

4. 前列环素（Prostacyclin，PGI2）

前列环素是活性很强的血小板聚集内源性抑制剂。临床应用：静脉滴注后血浆半衰期2～3 min，一般剂量在2～16 mg/（kg·min），不超过20 mg/（kg·min），由于不稳定，半衰期短，限制了临床应用。注意事项：部分患者＞10 mg/（kg·min）时可出现头痛、腹部不适、高血糖及血压降低等反应。

5. 苯酸咪唑（哒唑氧苯、Dazoxibin、UK37248）

本药通过选择性地抑制TXA2合成酶，抑制TXA2的生成。使AA代谢改变代谢方向，PGI2生成增多。另外还限制血小板的黏附性。口服100～200 mg，TXA2生成抑制率达90%以上，6小时仍有60%。口服100～400 mg/d。不良反应有心率加快、恶心及头痛等。

6. 吲哚布芬（异吲苯丁酸，Indobufen）

通过抑制环氧化酶，阻断TXA2合成，从而抑制血小板的活化，防止血栓形成。该药具有较高选择性，不影响PGI2。口服后2小时达高峰血药浓度，半衰期8小时，有效血浓度可持续8小时，200～400 mg/d，分2次口服。也可肌肉或静脉注射。不良反应有上腹部不适、腹胀、胃肠道出血。

二、抗血栓药物

（一）尿激酶

尿激酶是从新鲜尿液或人胚胎肾组织培养液中提取而成，是一种丝氨酸蛋白水解酶，由两条多肽链组成（分子量20 000D及34 000D），肽键间以一双硫键联结。UK无抗原性，因而很少出现过敏反应。尿激酶的半衰期约为16 min，作用短暂，对全身纤溶系统没有持续性影响，因此对准备早期施行搭桥手术的病人，UK是一种更为安全的溶栓药物。

药理作用：尿激酶可激活内源性纤维蛋白溶解系统，为纤溶酶原直接激活剂，可直接激活纤溶酶原，作用机制是切断纤溶酶分子中的精氨酸、缬氨酸键，生成纤溶酶，而使纤维蛋白凝块、纤维蛋白原，以及前凝血因子V和I降解并分解与血凝有关的纤维蛋白堆积物，从而产生溶解新鲜血栓的作用。

药代动力学：在尿激酶静脉注射后，连续做整体纵切面同位素扫描，正常成人肝脏在注射后5 min显示最高峰，其后降至较低，并于1.5小时在肾—膀胱区产生新的高峰，24小时后仅少量放射活性残留于身体中部和甲状腺区域。组织累积曲线显示，在肝脏内约25 min出现放射活性高峰，接着很快下降，在约45 min肾脏出现最高放射活性，接着逐渐下降。

适应证和禁忌证：尿激酶的适应证与链激酶相似。可用于治疗AMI、急性肺栓塞、脑血栓，对周围血管血栓性疾病均有一定疗效。尿激酶毒性很低，尿激酶和链激酶相似，由于对纤维蛋白无特异亲和力，静脉给药后血浆中纤溶酶升高，凝血因子W等降解，易引起出血并发症。由于无抗原性，可重复应用。尿激酶也可应用于视网膜动静脉闭塞、眼球积血和肾小球肾炎。禁忌证与链激酶相似。

用法与用量：尿激酶的用法和用量与链激酶相似。用于治疗AMI，200万U静注冠脉开放率约为70%，用150万U静注或90 mim静滴冠脉开放率约为66%。尿激酶对急性肺栓塞、脑血栓和周围血管血栓性疾病的用法与链激酶相似。尿激酶用于视网膜动静脉闭塞、眼球积血和肾小球肾炎宜小剂量应用，每日25万～30万U，应用5～7天。

不良反应：主要副作用为出血，尿激酶抗原性。少数有过敏反应如头痛、恶心、呕吐、食欲不振等。

（二）茴香酰化纤溶酶原—链激酶激活剂复合物

药理作用：茴香酰化纤溶酶原—链激酶激活剂复合物（APSAC）又名艾尼斯屈酶。为人纤溶酶原与链激酶按照等分子组合，具有乙酰基，故其作用于纤溶酶原分子的活性部位得到保护，可以避免注射时的非特异性激活和纤维蛋白原水解。由于链激酶作用短暂，为了延长链激酶纤溶的作用时间，将复合物中的纤溶酶原活化中心进行乙酰化（茴香酰化），两者依赖链激酶上的乙酰基与纤溶酶原的催化中心紧密结合而联系在一起，从而纤溶酶原活性中心暂时被阻断。茴香酰化的该复合物在血循环中不被纤溶酶抑制剂作用而失活。待复合物去茴香酰化后，弥散到血栓部位与纤维蛋白结合后，方可激活原来在纤维蛋白表面的纤溶酶原。

药代动力学：APSAC在健康志愿者的半衰期为60～120 min，而链激酶的半衰期仅25 min。一次性注射其作用可持续4～6小时，故无须静脉滴注维持给药。

适应证和禁忌证：APSAC的适应证与链激酶相似。可用于治疗AMI、急性肺栓塞、脑血栓，对周围血管血栓性疾病均有一定疗效。禁忌证与链激酶相似。

用法与用量：APSAC作用时间较长，其优点是只需一次静注，给药方法较静滴简便。该药尤其适用于院外溶栓治疗。

不良反应：APSAC的临床应用和不良反应详见链激酶。因为APSAC是纤溶酶原与链激酶复合物，故具有和链激酶相似的抗原性而易引起过敏反应。APSAC的不良反应与链激酶相似，血压下降是主要副作用，轻中度占60%，重度占7%。低血压可能为过敏反应所致，可用氢化可的松和抗组胺药治疗。APSAC可出现出血（出血性脑卒中的发生率不比链激酶低）、过敏反应等。

（三）单链尿激酶

单链尿激酶为单链糖蛋白，分子量5.4万D，含411个氨基酸，是双链尿激酶的前体，又称为尿激酶原。纤溶酶或激肽释放酶可通过限制性水解作用断裂单链尿激酶赖氨酸158-异亮氨酸159肽键，使其转化为双键分子，即为尿激酶。故单链尿激酶又称为前尿激酶（Prourokinase）。以基因重组技术生产的单链尿激酶（rscu-PA），其商品名为Saruplase。

药理作用：第一，单链尿激酶与尿激酶不同，作用机制类似组织型纤溶酶原激活剂（t-PA），对纤维蛋白有特异的亲和力，为纤维蛋白选择性纤溶酶原激活剂。它对血栓中与纤维蛋白结合的纤溶酶原有较强的激活作用。目前一般认为药物以单链形式进入血循环，在血块表面转化成双链尿激酶，因此，单链尿激酶在血栓局部形成尿激酶溶解血栓；但也有人认为是以单链不变的形式直接作用于纤溶酶原。血液中一旦有少量纤溶酶形成，将迅速被血浆中的抗纤溶酶失活。在血栓纤维蛋白表面生成的纤溶酶缓慢地被抗纤溶酶失活。单链尿激酶溶栓活性较强，比尿激酶约强3～4倍；第二，单链尿激酶本身是酶原，因而在血浆中无活性，比其他纤溶酶原激活剂更具有纤维蛋白选择性，但受输入剂量和速率的影响。当静脉输入40～60 mg/h单链尿激酶在体循环中变成尿激酶仅极微量。另一方面，pro-UK在血循环中不被抑制物所抑制。在血块处存在纤维蛋白，单链尿激酶选择性激活与纤维蛋白结合的纤溶酶原变成纤溶酶，使血栓溶解，在血栓局部单链尿激酶又可被激活成尿激酶，因而大大地增强了单链尿激酶纤溶效果。血管复通快，再堵塞率低（约1%）。较高剂量80 mg/h静脉输入时在血浆中单链尿激酶更易转变为尿激酶，单链尿激酶纤维蛋白特异性的优越性部分丧失；第三，单链尿激酶另一种不寻常的特点是在血液中被血小板吸引，血小板膜有一种新的膜受体与单链尿激酶的A链结合，可能延长其半衰期。组织型纤溶酶原激活剂和单链尿激活酶纤溶酶原激活剂（scu-PA）都是纤维蛋白特异性溶栓剂，但两者作用机制不同，纤溶酶原被tPA激活是特异性和选择性地被纤维蛋白D片段促进，而纤溶酶原被单链尿激酶激活是被纤维蛋白E片段促进。两者合用对溶栓有协同作用；第四，单链尿激酶对血浆纤溶酶原的激活作用较弱。血浆纤溶酶活性较低时，其对凝血因子的降解作用也弱，因而单链尿激酶引起出血不良反应较少。

适应证和禁忌证：目前主要用于急性心肌梗死（AMI）。禁忌证与链激酶相似。

用法与用量：临床主要用于治疗AMI。单链尿激酶首剂20 mg静注，然后于60分钟内静滴60 mg，冠脉再堵塞发生率较低。亦可冠脉内注射，剂量为20 mg，30分钟内注射完。

不良反应与注意事项：与链激酶相似，由于单链尿激酶的纤维蛋白选择性是相对的，临床剂量有可能会引起出血。发生率约为14%，较尿激酶低。

第四节 周围血管扩张药

一、乌拉地尔

药理作用：可阻断外周突触后受体，扩张外周血管，降低外周阻力，减轻心脏负荷，使血压明显下降，并不降低心输出量，对心率影响极小。其中枢作用为激活5-HT$_{1A}$受体，降低心血管中枢的交感反馈调节，使外周交感神经张力下降而降压，降低血压同时抑制心率的加快。该药对静脉的作用大于动脉。对血脂、血糖代谢无影响，不减少心、脑、肾的血供，不引起水钠潴留。

药代动力学：吸收良好，生物利用度为72%～84%，血浆蛋白结合率为80%～94%，口服药物半衰期约为4.7小时，静脉用药半衰期约为2.7小时，大部分经过肾脏排泄，其余经肝脏代谢清除。肝功能损害时半衰期延长，但不受肾功能损害的影响。

适应证与禁忌证：口服用于轻中重度高血压、充血性心力衰竭及良性前列腺肥大症的治疗。注射用于高血压危象及高血压急症的治疗。

规格与剂量：缓释胶囊剂，30 mg；注射剂，10 mg/mL。

用法与用量：口服，起始剂量每次30 mg，每天2次，维持量每次30～120 mg，每天2次。静注，首次10～15 mg，静脉点滴，100～400 μg/min，根据血压情况调整滴数。最长应用时间不超过48小时，老年人剂量宜减少。

不良反应与注意事项：副作用较少，可引起轻微头痛、眩晕、恶心。耐受性较好。禁用于孕妇及哺乳期妇女和主动脉狭窄及动静脉分流的患者。慎用于老年人及肝功能损害者。

二、凯他色林

药理作用：该药除了能阻滞5-HT$_2$受体外，对α$_1$肾上腺素受体也有轻度的阻滞作用。抑制5-HT诱发的血管收缩，降低外周血管阻力，抑制5-HT的致血小板聚集的作用。对正常人的心率及血压影响很小，对高血压患者可降低外周阻力，肾血管阻力降低更明显。该药对老年高血压的作用优于青年人。可降低血清总胆固醇、甘油三酯、低密度脂蛋白，升高高密度脂蛋白，并不影响糖代谢。

药代动力学：口服生物利用度约50%，首过效应明显，约50%被摄取或清除。蛋白结合率95%，半衰期14小时。

适应证与禁忌证：用于老年高血压的治疗。

规格与剂量：片剂，20 mg。

用法与用量：开始口服20 mg，每天2次，一个月后增至40 mg，每天2次。肝功能不全时宜小于40 mg/d。

不良反应与注意事项：主要有头晕、疲乏、水肿、口干及体重增加等，可导致室性心律失常，尤其是Q–T间期超过500 ms时。对有明显心动过缓、ChT间期超过500 ms、低血钾或低血镁时禁用该药。该药可与β受体阻滞剂，转换酶抑制剂或保钾利尿剂合用，不宜与排钾利尿剂合用。

三、沙克太宁

药理作用：该药能增加血管平滑肌合成前列环素，并通过不同途径降低细胞内钙，使平滑肌松弛，血压下降。大剂量时尚有利尿作用。

药代动力学：该药口服吸收快，血浆结合率为90%，半衰期为6～8小时。部分经肝脏代谢，代谢产物经肾脏排出。

适应证与禁忌证：适用于轻中度高血压的治疗。

规格与剂量：片剂，50 mg。

用法与用量：口服，50～100 mg，分两次。最高剂量200 mg/d。

不良反应与注意事项：耐受性好，不良反应较少。可见腹胀、腹泻、乏力、尿频等。对肝肾功能、血糖、血脂无明显影响。

四、川芎嗪

药理作用：有抗血小板凝集，扩张小动脉，增加冠状动脉流量，降低动脉压及冠状动脉阻力，改善微循环，抗血栓形成的作用。

药代动力学：口服吸收迅速，可通过血—脑屏障。

适应证与禁忌证：用于闭塞性血管疾病及冠心病、心绞痛等。

规格与剂量：针剂，40 mg/2 mL；50 mg/2 mL。

用法与用量：肌肉注射，1支/次，每日1～2次，15日为一个疗程。静脉滴注，每日1～2支/次，液体稀释后缓慢滴注，10～15天为一个疗程。

不良反应与注意事项：偶有胃部不适、口干、嗜睡等。注射剂碱性较强不适于大剂量肌肉注射，脑出血及有出血倾向者禁用。

第五节　洋地黄类正性肌力药

一、洋地黄类正性肌力的药理作用

（1）洋地黄的正性肌力作用是由其抑制心肌细胞膜上的Na^+-K^+-ATP酶，阻抑Na^+和K^+的主动转运，结果使心肌细胞内K^+减少，Na^+增加。细胞内Na^+增加能刺激Na^+-Ca^{2+}交换增加。进入细胞的Ca^{2+}增加，Ca^{2+}具有促进心肌细胞兴奋—收缩耦联的作用，故心肌收缩力增强。已知心肌耗氧量主要取决于心肌收缩力、心率和室壁张力这三个因素。虽然洋地黄使心肌收缩力增强可导致心肌耗氧量增加，但同时又使衰竭的心脏排空充分，室腔内残余的血量减少，心脏容积随之缩小，室壁张力下降，降低了心肌耗氧量。而且，心肌收缩力增强，心输出量增加，又能反射性地使心率下降和降低外周血管阻力，使心排血量进一步增加，这都有利于进一步降低心肌耗氧量。

（2）神经内分泌系统的过度激活是心力衰竭进展的重要因素。研究表明，洋地黄可抑制心力衰竭时神经内分泌系统的过度激活，增强副交感神经活性，降低交感神经的兴奋性。在任何血流动力学作用出现前，即可观察到洋地黄持续地降低交感神经活动。

（3）洋地黄对心肌电生理特性也有显著作用，其中抑制窦房结自律性、缩短心房肌有效不应期、抑制房室结传导性、提高浦肯野纤维自律性和缩短浦肯野纤维有效不应期五项作用较为重要。抑制窦房结自律性是洋地黄减慢窦性频率即负性频率作用的根据；缩短心房肌有效不应期是洋地黄治疗房扑时将其转为房颤的原因；抑制房室结传导性表现为洋地黄阻滞或减慢房室传导，如起到降低房颤患者的心室率的作用，提高浦肯野纤维自律性是其中毒时引起室性期前收缩的机制，缩短浦肯野纤维有效不应期则是洋地黄中毒时出现室颤或室性心动过速的依据。洋地黄对心电图的影响，在治疗量时最早可使T波压低，甚至倒置，S-T段呈鱼钩状。随即引起P-R间期延长，反映房室传导减慢；也可见Q-T间期缩短，提示浦肯野纤维有效不应期缩短；P-P间期延长，反映窦性频率变慢。中毒量洋地黄可引起各种心律失常，也使心电图发生相应变化。

（4）洋地黄本身能直接收缩血管，增加外周血管阻力，升高血压。但心力衰竭病人使用洋地黄后心肌收缩力增强，心排出量增加，故反射性地使交感神经活性降低，小动脉和小静脉扩张，外周阻力反而比使用洋地黄前有所下降，有助于使心排血量进一步增加。

二、洋地黄类正性肌力的药代动力学

临床上常用的地高辛、毛花苷C和毒毛花苷K作用性质基本相同，但发挥作用的长短、快慢不同，主要因它们的药代动力学特性不同所致，而药物的体内过程又由它们化学结构的差异所决定。临床上很少再使用的洋地黄毒苷在C14位上有1个羟基，其极性低脂溶性高，以致口服吸收率及代谢程度高，经肾排泄较差；毒毛花苷K在C14位上有3个羟基，其极性高脂溶性低，因此口服吸收率及代谢程度低，经肾排泄较多；地高辛有2个羟基，所以上述特性介于洋地黄毒苷和毒毛花苷K之间。

1. 吸收

地高辛口服吸收较差，生物利用度约60%～80%，个体差异明显，吸收率可变动在50%～80%。毛花苷C和毒毛花苷K口服吸收率分别为20%～30%和2%～5%，而且不规则，因此临床上不用作口服。强心苷吸收后，部分经肝、胆管排泄入肠，可再吸收，形成肝肠循环。地高辛进入肝肠循环为7%，而毛花贰苷C和毒毛花苷K均很少。

2. 分布

强心苷进入血液后，部分与血浆蛋白结合，随血流分布到全身，有活性的未结合部分可分布到心、肾、肝、肌肉等组织器官。地高辛蛋白结合率为25%，毛花苷C小于20%，毒毛花苷K约5%。地高辛分布于各组织，其中骨骼肌占65%，心14%，肝13%，脑3%，肾1.5%。毒毛花苷K分布到心、肾、肝中，心肌内药物浓度是血药浓度的5~8倍。

3. 代谢转化

地高辛代谢转化率为20%，主要被氢化成二氢地高辛后再被水解，包括脱糖、内酯环饱和，最后与葡萄糖醛酸等结合，经肾排泄。毛花苷C在体内部分脱去葡萄糖而转化为地高辛后再被代谢失效。毒毛花苷K极性高，难进入肝细胞，在体内代谢少，几乎不经转化而以原形经肾排出。

4. 排泄

地高辛60%~90%以原型经肾小球滤过，部分经肾小管分泌排泄；每日排泄量约为体存量的1/3。毛花苷C90%~100%以原型经肾排出。毒毛花苷K几乎100%以原型经肾排泄，在1周内排出量约70%。老年人肾功能减退，肌肉组织减少使分布容积减少，血药浓度可增高2倍。因此，临床上老年人的剂量应减少20%~30%。肾病患者使用地高辛应参照肌酐清除率酌情减量。

（一）洋地黄类正性肌力的适应证

1. 治疗抗充血性心力衰竭（CHF）

（1）CHF并窦性心律或房颤：洋地黄作为传统的正性肌力药，长期以来广泛应用于心力衰竭的治疗。在心力衰竭合并房颤的治疗中，其使用价值已得到公认。但在心力衰竭并窦性心律、左室舒张功能障碍为主的心力衰竭及右心衰竭中，洋地黄的治疗作用一直存在争议。

（2）右心衰竭：洋地黄在右心衰竭中的应用目前尚缺乏大规模临床试验的证据，现有资料表明：对不伴左心衰竭的单纯右心衰竭者，洋地黄不能对其血流动力学变化产生良好影响。

（3）无症状的左心室收缩功能障碍：目前认为以左心室收缩功能障碍为主的心力衰竭（不论有无房颤）均应予洋地黄治疗，以舒张功能障碍为主的心力衰竭及右心衰竭并房颤者可考虑予洋地黄治疗。心力衰竭治疗中使用洋地黄的意义在于改善症状，提高生活质量，但洋地黄不能提高心力衰竭患者的存活率，故不主张早期应用。不推荐应用于NYHAI级心功能的患者。

（4）老年心衰：老年人群是心力衰竭人群的重要组成部分，但由于老年人通常病情复杂、合并症多，常被许多临床研究排除在外。

（5）联合用药：洋地黄常与其他药物联合应用于心力衰竭的治疗中。一些临床研究表明，洋地黄与利尿剂合用可改善心力衰竭病人的临床症状、运动耐量及生活质量，在短时期内，其效果与ACEI合用利尿剂效果相似。而ACEI在心力衰竭的长期治疗中，可降低心力衰竭病人的死亡率，效果优于洋地黄。

（6）剂量与疗效：合适的药物剂量是洋地黄治疗的关键之一。已有证据表明：较低剂量的地高辛既能改善心力衰竭病人的左心室功能，又能纠正神经内分泌异常。

2. 房颤及心房扑动治疗中的应用

（1）房颤的转复：房颤是临床上常见的心律失常之一，静脉注射洋地黄制剂被看作有显著作用的治疗，曾被广泛应用。但现有的临床试验证据表明：在房颤的转复方面，索他洛尔、胺碘酮、普罗帕酮均优于洋地黄制剂。

（2）房颤心室率的控制：慢性房颤者心室率的控制目前尚没有确定的标准，一般认为，静息状态心率小于90次/分，中度体力活动时心率110～130次/分是可接受的心率范围。洋地黄制剂是用于减慢房颤心室率的传统药物，从洋地黄的药理作用上来说，该类药物可抑制房室结传导性，理论上应该可以很好控制房颤时的心室率，但比较五种治疗措施对房颤者心室率的控制研究结果均显示：地高辛单独使用控制心室率的作用最差，对于活动时心室率的控制效果尤其差，缓释维拉帕米与美托洛尔单用疗效相当，而地高辛与美托洛尔合用是最为理想的治疗方案。由于洋地黄控制心室率是通过增强房室结对迷走神经张力的敏感性来实现的，然而在活动或紧张等状态下，房室结主要接受交感神经的控制而副交感神经的影响较小，这明显影响了洋地黄制剂在过快心室率的急诊处理中的作用。在控制心室率方面，洋地黄制剂适用于活动较少的老年人，而对活动量大的患者应首先考虑β受体阻滞剂或β受体阻滞剂与洋地黄制剂合用。对于房颤合并心力衰竭的患者，可先用地高辛控制心室率，待心衰稳定后，联合应用β受体阻滞剂。

（3）心房扑动的主要治疗。心房扑动时，源于心房的冲动与房颤时相比较少、较强，易于传入心室，引起心室率过快及循环障碍。此时使用洋地黄制剂，可通过其缩短心房肌有效不应期的作用，首先使心房扑动转为房颤，继而通过其抑制房室结传导性的作用，使发自心房的众多冲动不能通过房室结下传至心室，从而起到控制心室率不至于过快，避免循环障碍的作用。

3. 冠状动脉粥样硬化性心脏病患者中的应用

（1）冠状动脉粥样硬化性心脏病（冠心病）患者不伴有心力衰竭：不主张使用洋地黄制剂缓解症状，因为洋地黄可通过增强心肌收缩力而增加心肌耗氧量，对病情无有利影响。但夜间发作心绞痛的患者，其发病前常有血流动力学改变，如肺毛细血管嵌压和肺动脉压升高，外周血管阻力增加，心脏指数下降等，提示夜间发作心绞痛可能与夜间迷走神经张力增高、卧位时回心血量增多致心功能不全有关，洋地黄可通过改善心功能、增加心排血量，使室壁张力下降，心率减慢，外周血管阻力降低，从而降低心肌耗氧量，缓解心绞痛症状，可试用于该类心绞痛的治疗。

（2）急性心肌梗死合并心力衰竭：不主张使用洋地黄制剂，特别是心肌梗死发生24小时内。因为此时出现的心力衰竭主要是由于坏死心肌间质充血、水肿引起的顺应性下降所致，而左心室舒张末期容积尚不增大，应用洋地黄不仅无效，还可能引起梗死面积扩大及增加室性心律失常发生的危险性。

（二）洋地黄类正性肌力的禁忌证

1. 不宜使用洋地黄制剂

主要包括：第一，预激综合征合并室上性心动过速、快速心房颤动或心房扑动。若此时使用洋地黄，可使旁道不应期进一步缩短，心房激动大部分经旁道传到心室，可引起极快的心室率并增加心室颤动的风险；第二，肥厚性梗阻型心肌病。洋地黄增强心肌收缩力，可加重梗阻症状，使血流动力学障碍恶化；第三，单纯二尖瓣狭窄、窦性心律伴肺淤血。这种情况下使用洋地黄对二尖瓣瓣口面积无影响，却使右心室心肌收缩力增强，右心室排血量增多，肺淤血更为严重。而二尖瓣狭窄合并快速心房颤动时使用洋地黄，可使心室率下降，从而延长心室充盈期以增加心排血量。

2. 宜慎用洋地黄

主要包括：第一，低氧血症。如肺心病等，洋地黄效果不佳且易中毒；第二，肾功能不全、低血钾，是洋地黄中毒最常见的原因；第三，心肌缺血。心肌在缺血的情况下对洋地黄的耐受性很低，洋地黄使用时必须减量；第四，与可抑制窦房结或房室结功能的药物合用；第五，高排血量心力衰竭。对于代谢异常而发生的高排血量心力衰竭，如贫血性心脏病、甲状腺功能亢进、维生素氏缺乏性心脏病及心肌炎、心肌病等所致心力衰竭，洋地黄治疗效果欠佳；第六，室性心动过速及室性期前收缩。洋地黄可提高浦肯野纤维自律性和缩短浦肯野纤维有效不应期，有室性心动过速及室性期前收缩的患者病情可能恶化。但若室性心动过速或室性期前收缩是由于心力衰竭引起的，且确无洋地黄中毒，使用多种抗心律失常药无效者，可谨慎使用洋地黄制剂。

3. 毒毛花苷K

为白色或淡绿色粉末，溶于水、乙醇，微溶于氯仿，不溶于乙醚，在碱性溶液中易分解。毒毛花苷K口服不易吸收，需静脉给药。静脉注射后5 min起效，作用高峰时间1小时，作用持续1～2天，2～3天作用完全消失，半衰期14～21小时。剂型为注射剂，0.25 mg（1 mL）/d。

（三）洋地黄类正性肌力的用法与用量

1. 地高辛

大多数心衰患者对地高辛具有良好的耐受性，地高辛的副作用主要出现在大剂量用药时，故目前多采用自开始即用固定的维持量给药方法，称为维持量疗法，即0.125～0.25 mg/d。对于70岁以上或肾功能受损者，地高辛宜用小剂量，0.125 mg每日一次或隔日一次。必要时，如为了控制房颤的心室率，可采用较大剂量，0.375～0.50 mg/d。

2. 毛花苷C

适用于急性心力衰竭或慢性心力衰竭症状加重时，特别适用于心力衰竭伴快速心房颤动者。首剂0.2～0.4 mg，稀释后缓慢静脉注射。必要时4～6小时后再重复注射0.2～0.4 mg，24小时总量不超过1.2～1.6 mg。

3. 毒毛苷弌K

临床上主要用于急性心力衰竭的治疗，尤其是小儿心脏病患者。成人首次0.25 mg，稀释后缓慢静脉注射，必要时2～4小时重复给予0.125～0.25 mg，24小时总量可用到0.5 mg。

第十章　药源性心血管疾病及其处理

心血管疾病已成为现今发病率较高的疾病之一。其病因多种多样，药源性心血管疾病是一种由于药物的应用而导致的心血管异常的特殊疾病。本章重点探讨药源性心血管疾病和药源性心血管疾病的处理。

第一节　药源性心血管疾病

药源性心血管疾病是药源性疾病中最常见的表现之一，常见的有药源性心律失常、药源性心力衰竭、药源性高血压等。引起药源性心血管疾病的药物可能是心血管系统药物，也可能是治疗其他疾病的药物，这些药物都具有心血管方面的不良反应，这类药物在用于预防、诊断或治疗疾病的同时，其本身又成为致病因子，引起人体功能的异常或组织结构的损害并且有相应临床过程的疾病。

药源性心血管疾病的分类主要有以下六个方面：

（1）药源性心律失常。没有或原有心律失常者在应用某种药物的过程中出现心律失常，或心律失常加重及诱发新的心律失常，称之为药源性心律失常。临床上，引起心律失常的常见药物有抗心律失常药、抗肿瘤药（多柔比星、柔红霉素）、抗菌药物（青霉素、头孢拉定、头孢哌酮、氟喹诺酮类）、抗精神病药物和抗抑郁药（氟哌啶醇、碳酸锂、氯丙嗪、氯氮平）等，其中以抗心律失常药致心律失常最为多见。

（2）药源性心力衰竭。由于药物对心脏的直接或间接作用，引起心肌收缩力减弱（心肌衰竭）、心室负荷过重（前、后负荷过重或组织对供血需要增加）、心室负荷不足（舒张期充盈受限）或心室舒张期顺应性降低，导致心功能减退、心排血量减少、周围组织灌注不足，从而产生充血性心力衰竭的一系列综合征，即称为药源性心力衰竭。抗心律失常药、蒽环类细胞毒剂、β受体阻滞剂、地尔硫䓬、维拉帕米、非甾体抗炎药以及可以引起高血压的药物有可能引起或加重心力衰竭。

（3）药源性心肌梗死。药源性心肌梗死是指由于药物的不良反应，促使粥样硬化或正常的冠状动脉发生痉挛性收缩、血栓形成，或冠状血流量骤减，而在心肌耗氧量又增加等情况下，使心肌产生严重的缺血性损伤到不可逆的坏死损害。垂体后叶素、苯丙胺、阿托品、β受体激动剂、β受体阻滞剂、抗心律失常药、硝普钠、氯丙嗪、洋地黄、奎尼丁、双嘧达莫、某些抗癌药、吲哚美辛、口服避孕药等都有可能引起心肌梗死的发生。

（4）药源性心绞痛。药源性心绞痛是指由于药物引起心肌耗氧量增加或冠状动脉供血减少，引起发作性胸骨后或心前区压榨、窒息性疼痛，可放射至左肩、左上臂、颈或下颌部，也可向下放射到上腹部，心电图显示ST段压低或升高以及T波改变，停药后可缓解或恢复正常。

（5）药源性高血压。药源性高血压是指应用某种药物引起患者血压升高超过正常范围。这是药物的药理或毒副作用、药物相互作用所致，也可由于用药方法不当引起，是继发性高血压的发生原因之一。β受体激动剂肾上腺素、去甲肾上腺素、异丙肾上腺素、多巴胺、多巴酚丁胺、间羟胺等可使心率加快、心排血量增加，大剂量时可收缩皮肤和黏膜血管导致血压上升；麻黄碱长期应用可引起高血压；沙丁胺醇、特布他林等用于治疗哮喘时可引起心率加快、血压升高；静脉麻醉药氯胺酮临床剂量即可使血压持续升高。皮质激素类、解热镇痛药等可促进肾小管对钠、水的再吸收，引起水钠潴留，导致水肿及高血压。子宫收缩药麦角新碱、垂体后叶素可使血压升高。

（6）药源性低血压。应用某些药物后引起患者血压下降，成年人肢动脉压等于或低于90/60 mmHg，并且出现头晕、乏力、嗜睡、精神不振、心慌、胸闷、四肢麻木、眩晕甚至晕厥等表现，称为药源性低血压。某些高血压患者用药后血压下降速度过快或下降幅度过大，出现上述不适症状，血压虽未降至90/60 mmHg

亦可归于药源性低血压范围。可引起药源性低血压的药物有血管扩张药物（硝普钠、硝酸酯类药物）、抗心律失常药（奎尼丁、利多卡因、普罗帕酮、β受体阻滞剂、胺碘酮、维拉帕米）、镇静催眠药（地西泮、硝西泮、苯巴比妥类药）等。

第二节　药源性心血管疾病的处理

一、药源性心血管疾病的评估与病因治疗

在判断患者发生了心血管药物不良反应之后，临床药师首先应对患者的一般情况、药物不良反应的类型和严重程度，以及继续药物治疗的必要性进行评估。根据评估结果可以采取不同的处理原则。对于轻微的药物不良反应，多为剂量相关性不良反应，可以调整药量，观察患者情况再决定是否停药，或选用另一种药理作用相似的药物替代或加入具有拮抗作用的药物对症治疗。对于严重的药物不良反应，剂量无关的不良反应（包括变态反应等）必须立即停药，积极抢救，并对症治疗。避免使用同类药理作用相似的药物。一旦诊断为药源性疾病则应积极治疗。

早期或轻型患者停药或减量后病情可自行缓解，无需特殊治疗。但是撤药反应引起的心血管表现应恢复原来用药的，后续逐步减量停药。对于症状严重者，必须根据病情进行紧急抢救，采取相应的治疗措施。

二、药源性心血管疾病的用药对症治疗

急性超量用药者可进行洗胃、导泻、利尿，根据药物的代谢特点，必要时进行血液或腹膜透析疗法。可选用相应的解毒或拮抗药物。若是变态反应所致，可应用糖皮质激素治疗。积极抢救急症（严重心律失常、心力衰竭、高血压危象及休克等），及早进行血压、心电及血流动力学监护。其他并发症按不同情况进行治疗。支持疗法使患者安静休息，适当应用营养心肌药物，及时纠正水与电解

质平衡紊乱。

在实际临床工作中，患者的药物治疗中可能存在治疗矛盾。有些患者使用某类药物治疗时，同时合并药物不良反应的高风险。临床药师在审核处方和医嘱时，应对患者的治疗药物进行风险—效益分析，对于药物治疗的可能效益远大于可能风险时，可以继续使用药物，或建议选用同类药物中风险最小的药物，同时对患者进行密切的用药监护和充分的用药教育，避免患者因不良反应的发生出现严重伤害。

（1）药物选择：①选择疗效好和对心脏毒副作用小的药物；②减少不必要的联合用药；③能口服用药的患者，尽可能不注射用药；④严格掌握用药适应证，对心脏病患者、老年人、幼儿、孕产妇及重病患者用药应慎重，宜从小剂量开始。

（2）药物应用：①用药必须熟悉药物性能，避免滥用、误用或剂量加大，静脉用药避免速度过快、浓度过高及持续时间过长；②避免因不合理配伍增加药物毒副作用而导致心血管损害；③对具有潜在心血管系统毒副作用的药物，要严格控制用药方法、剂量和疗程，尽可能不连续长时间用药；④撤药时要逐渐减量。

（3）用药监护：①应用有潜在心脏毒副作用的药物之前，必须对患者进行详细的心脏检查，以作为对照；②首次用药应监测血压、心率及心电图，注意观察有无异常先兆；③有条件时可开展药物体内浓度监测，通过对患者用药的血液或其他体液浓度的监测等，制订个体化的最佳给药方案，以提高药物疗效和避免不良反应。

（4）宣传管理：使患者对用药有正确认识，以便自我监护。若是药物变态反应，应将致敏药物告诉患者和家属，提出安全警示，使其了解危害，以免再次误用。

某些药物在治疗某一心血管疾病的同时也会出现心血管方面的不良反应，如抗心律失常药物胺碘酮常用于房颤患者的药物转复过程中，但也会引起结性心律、长QT等药源性心律失常；有些药物因为可能引起心血管方面的严重不良反应，因此禁用于某一类心血管疾病的患者，例如硝酸酯类药物禁用于梗阻性肥厚型心肌病患者，这是因为梗阻性肥厚型心肌病患者以左室血液充盈受阻、舒张期顺应性下降为基本病态。硝酸酯类药物降低心脏后负荷，使左室充盈进一步下降，左室泵血减少；降低前负荷，使左室泵血时流出道压力阶差增大，负压效应增强，梗阻加重，也使左室泵血减少，因此冠状动脉灌注量下降，易出现心肌梗死等药物不良反应。还有一些药物在心血管疾病进展的不同阶段，引起药物不良反应的可能性不同。

第十一章　心血管药物药理研究进展

近年来，心血管药物是新药研究中最为活跃的一个领域。据统计，平均每年进入临床研究的新药有20余种，这使心血管疾病的药物治疗达到了较高的水平。其中最引人注目的是在基础理论指导下的心血管新药的设计与开发，现已经到了比较成熟的阶段。基于此，本章分别对左卡尼汀、曲美他嗪、他汀类药物、参麦注射液在心血管疾病中的药理研究进展情况进行了介绍。

第一节　左卡尼汀的药理研究

多项研究已证实，心肌能量代谢紊乱在心血管疾病的发生和发展中起着重要的作用，已成为治疗心血管疾病新的靶点。左卡尼汀（levocarnitine），又名左旋肉碱（L-carnitine），作为哺乳动物能量代谢中必需的体内天然物质，其主要功能是促进脂肪酸氧化、优化能量代谢，同时具有抗氧化、促心功能恢复等作用，与心血管疾病、肾脏疾病、代谢疾病等有关，其有效性证据在持续积累。

左卡尼汀的主要作用是运载长链脂肪酸进入线粒体基质进行β氧化，调控线粒体内酰基辅酶A/辅酶A的比值、脂肪酸/葡萄糖氧化供能的平衡，维持三磷酸腺苷（ATP）的生成、心肌的能量代谢和收缩、舒张功能，发挥对心肌的代谢性保护作用。当左卡尼汀缺乏时，脂肪酸β氧化能量生成障碍，从而影响腺苷转位酶活性、线粒体氧化磷酸化受阻、ATP生成减少，导致心脏功能受损。其次，左卡尼汀能清除细胞内的长链脂酰辅酶A，解除其对细胞的毒性作用，当左卡尼汀减少时，脂肪酸代谢产物堆积、脂酰肉碱/肉碱比例增加，使得细胞膜稳定性下降。

多项研究发现左卡尼汀还能提高细胞氧自由基清除能力和抗氧化能力，阻断脂质过氧化连锁反应，发挥保护血管内皮、防止心肌细胞凋亡和改善心室重构的作用。其机制如下：①上调B淋巴细胞瘤-2蛋白质、下调B淋巴细胞瘤-2相关X蛋白质；②升高组织金属蛋白酶抑制剂-1（Tissue Inhibitor of Metallo Proteinase-1，TIMP-1）水平，降低细胞间黏附分子-1（Intercellular Adhesion Molecule-1，ICAM-1）水平；③减少氧化应激炎症反应如C反应蛋白、白介素-6、肿瘤坏死因子-α、活性氧。有研究提示，左卡尼汀有调脂、调控体重等作用。

最近研究发现左卡尼汀可能通过增加氧化三甲胺影响内皮功能，但也有研究提示氧化三甲胺对动脉血管可能有保护作用。目前氧化三甲胺—左卡尼汀—心血管疾病间的联系不完全明确，值得进一步研究。

一、在冠心病中的研究进展

多项研究显示，补充左卡尼汀可显著降低冠心病的发病率、死亡率，并可能改善预后。早期进行的CEDIM1试验显示左卡尼汀可防止急性心肌梗死患者早期心室重构，CEDIM2试验证实左卡尼汀可降低心肌梗死患者早期死亡率。一项纳入13个对照试验（n=3 629）的荟萃分析显示，与对照剂相比，左卡尼汀使急性心肌梗死患者的全因死亡率下降27%（P=0.05），显著降低室性心律失常发生率65%（$P < 0.0001$），心绞痛的发病明显下降40%（$P < 0.0001$），表明左卡尼汀为急性心肌梗死中重要的心脏保护药物。紧随其后进行的另一项荟萃分析提出，心肌梗死后外源性补充左卡尼汀3g/d对减少全因死亡率、心力衰竭、不稳定型心绞痛、再发心肌梗死最有效。最近，一项研究通过给小鼠喂养含高脂肪食物及腹膜腔内注射垂体后叶素构建冠心病模型，聚合酶链式反应技术检测模型小鼠体内TIMP-1明显下降、ICAM-1明显上升，然后将模型组随机分为左卡尼汀治疗组［腹腔内注射200 mg/（kg·d），持续3d］与对照组（相同剂量的生理盐水），与对照组相比，左卡尼汀组小鼠体内的TIMP-1上升2倍，而ICAM-1下降43%，同时肌酸激酶同工酶、肌钙蛋白I也下降（$P < 0.01$），证明左卡尼

汀有防止心肌细胞凋亡、保护心肌的作用。最新随机临床测试（RCT）研究，通过给冠状动脉搭桥的冠心病患者外源性补充左卡尼汀显著提高左室射血分数37.1%（$P=0.002$），降低左室收缩末径14.3%（$P=0.006$），达到改善心室重构的作用。

大量研究证实，左卡尼汀能有效调控血脂。RCT纳入至少有1支主要冠状动脉狭窄$\geq 50\%$的患者，随机分为左卡尼汀组（1000 mg/d）和对照组，持续12周；结果显示，左卡尼汀组的超氧化物歧化酶活性高（$P<0.01$）、高密度脂蛋白水平高（$P=0.03$）和载脂蛋白-A1（$P=0.02$）高，三酰甘油稍低（$P=0.06$），左卡尼汀的水平与三酰甘油、载脂蛋白-B呈负相关，与高密度脂蛋白、载脂蛋白-A1呈正相关，超氧化物歧化酶活性与血脂呈显著负相关。血脂中的脂蛋白a（Lp-a）作为心血管疾病的独立危险因素越来越受到重视，然而，传统的基石调脂药他汀类并不能有效地降低Lp-a。Meta分析（$n=375$）显示口服左卡尼汀能显著降低Lp-a水平（$P<0.001$），静脉使用无此效应，而且这种效应与左卡尼汀的剂量及持续时间无关。近来的一项随机对照双盲临床研究比较了左卡尼汀联合辛伐他汀与单用辛伐他汀降低Lp-a的疗效，结果表明联用左卡尼汀较单用辛伐他汀更显著降低Lp-a水平（$P=0.01$）。这些研究使得左卡尼汀有望成为以Lp-a为靶点的新的调脂药物应用于动脉硬化的防治。

二、在心力衰竭问题中的研究进展

能量代谢障碍是心力衰竭的重要基础，大量研究表明，心力衰竭的机制包括：①以脂肪酸氧化生成乙酰辅酶A为主的代谢转换为葡萄糖氧化，而一个正常成年人静息状态下每日心脏跳动需要约35 kg的ATP，50%~70%来自脂肪酸氧化；②线粒体在下游底物氧化过程（如氧化磷酸化）中功能障碍；另一个可能的代谢障碍类型为循环中酰基肉碱增加，尤其是来源于丰富的膳食脂肪酸的C16、C18在恶化的心力衰竭中常见。左卡尼汀可促进脂肪酸氧化，清除细胞内的酰基，解除其对细胞的毒性作用，同时改善线粒体代谢功能，这使得其在心力衰竭中被广泛研究。

给射血分数保留性心力衰竭患者补充左卡尼汀能改善其舒张功能、减少胸痛。有研究显示左卡尼汀通过降低肿瘤坏死因子-α水平可提高中至重度心力衰竭（NYHAⅡ~Ⅳ）患者的运动耐量，在射血分数为30%~40%的亚组中同样显示左卡尼汀可有效提高运动耐量。堆积的长链酰基肉碱的代谢物是不良临床事件的独立危险因素，左卡尼汀可降低其浓度，这可能成为从线粒体水平来预测和管理临床心力衰竭患者潜在的新颖的方法。最近的一篇综述表明，左卡尼汀联合其他微量元素可使心力衰竭患者获益，如改善心力衰竭患者生活质量量表评分，减少左室收缩末期及舒张末期容积，可能改善NYHA分级等。左卡尼汀使射血分数较基线明显提高（$P < 0.001$）、左室质量指数显著减小（$P < 0.001$）、B型利钠肽前体下降，特别是伴有左室肥大者效果更显著。最近，有试验认为，心力衰竭患者服用左卡尼汀等能量代谢药物可改善生活质量和预后。综上，左卡尼汀作为一种能量代谢药物可改善心力衰竭患者的临床症状而应用于心力衰竭治疗，但对心力衰竭的预后影响还需更大样本对照研究。

三、在心律失常问题中的研究进展

左卡尼汀一方面通过清除细胞内的长链酰基辅酶A，降低细胞膜损伤，发挥膜稳定剂作用；另一方面能增加脂肪酸氧化产生ATP，协助钠泵维持动作电位后膜内外钠和钾的浓度差，为细胞提供兴奋性的基础，同时利用钙泵及时回收钙离子，维持细胞自律性。左卡尼汀减少会导致心肌病和心律失常。位于北大西洋的法罗群岛报道的原发性卡尼汀缺乏症患病率全世界最高，达1∶300，成年的原发性卡尼汀缺乏症患者有12%被确定有心律失常，预示左卡尼汀摄入不足可能被认为是无法解释的心律失常的一个潜在原因。如一例原发性卡尼汀缺乏症女性出现非典型的长QT综合征，美托洛尔及植入式心律转复除颤器不能控制晕厥发作，特别是妊娠期间，给予大剂量的左卡尼汀（3 960 mg/d）后再无发作，其QT间期也恢复正常，第二次妊娠也平安无事。无独有偶，一项荟萃分析显示左卡尼汀能使急性心肌梗死患者的室性心律失常发生显著下降65%（$P < 0.0001$）。此外，还有学者发现左卡尼汀能减少运动员潜在的心律失常如窦性心动过缓、二度Ⅱ型房室传导阻滞等的发生。

四、在抗肿瘤药物的心脏毒性问题中的研究进展

在2008年就有美国学者做了"治疗肿瘤—保护心脏：现代肿瘤治疗的心血管毒性"的演讲，指出抗肿瘤药物的心血管不良反应也越来越引起人们的重视。

多数肿瘤患者在接受药物治疗前，已存在增加心血管疾病危险的因素，而肿瘤治疗药物本身可诱导心血管毒性或加重原有疾病，其确切的机制尚未明了，亦无明确的定义。最常见的不良反应主要包括高血压、心肌缺血、左室射血分数下降、慢性心力衰竭等。认识不足和治疗不充分是导致死亡率增加的主要原因。对于应用抗肿瘤药物治疗的患者，除了"ABCDE 防治方案"、全程动态监测预防外，还可应用左卡尼汀等药物进行一、二级预防。如左卡尼汀在甲氨蝶呤、蒽环霉素等中的应用，但抗肿瘤药物的心脏毒性尚处于初期研究阶段，还需更多RCT来佐证左卡尼汀对它的防治作用。

五、在其他心血管疾病中的研究进展

有研究者认为，左卡尼汀有益于肺动脉高压、高血压、控制体重。一项老鼠实验证实，左卡尼汀500 mg/（kg·d）较对照剂能显著降低肺动脉压34%（$P=0.04$），降低右室肥厚系数25%（$P=0.02$）。左卡尼汀可减少异常的还原型辅酶Ⅰ或还原型辅酶Ⅱ高表达、抑制炎症反应、抗氧化及抑制肾素—血管紧张素—醛固酮系统，从而降压，保护高血压靶器官。相关学者纳入9项（$n=911$）对照研究的荟萃分析显示，与对照组相比，左卡尼汀可显著减少体重和体重指数，但上述研究样本量小，具有大多基于动物或体外模型研究等局限性，其实验结果是否可外推至所有患者需要进一步实验。

能量代谢已成为心血管疾病的治疗靶点。左卡尼汀为重要能量代谢药物，有效且安全，可广泛应用于心血管疾病，期待更大规模、设计严谨的对照前瞻性研究来丰富其临床应用证据。

第二节　曲美他嗪的药理研究进展

曲美他嗪（TMZ）能够使心肌细胞的氧化底物从脂肪酸转变为葡萄糖，合成等量ATP能够降低高达11%需氧量，从而起到优化心肌能量代谢的作用。由于经典药物本身存在的副作用或对血流动力学的影响限制了其在临床中的运用。而TMZ弥补了经典药物的不足，且不影响心肌耗氧量或血流量，现就其在心血管疾病中的作用机制及临床研究进展作如下综述。

一、在稳定型心绞痛中的研究进展

在慢性稳定型心绞痛患者的标准治疗中，TMZ辅助治疗可以降低症状性和无症状性心肌缺血发生。有学者研究了1378例稳定型心绞痛得出结论，TMZ能够降低每周心绞痛发作次数、每周服用硝酸甘油剂量，改善运动时间及延长ST段下降1 mm的运动时间。还有学者研究了19 028例稳定型心绞痛，表明与安慰剂相比，TMZ显著改善运动耐力、降低每周心绞痛发作次数。他汀类药物作为降低冠心病胆固醇的关键药物，其药物副作用明显，如可以引起骨骼肌损伤，其潜在机制为药物的能量代谢障碍。在冠心病患者心脏康复过程中，TMZ在不影响他汀类药物降脂作用前提下，通过缓解他汀类药物引起的骨骼肌损伤，保证了患者康复训练的积极性。

二、在急性冠脉综合征中的研究进展

（一）肝素抗凝症状

急性冠状动脉综合征患者普遍使用肝素抗血栓治疗，然而它的使用，尤其是在缺血期间更不利于心肌能量代谢。标准量普通肝素可能通过增加游离脂肪酸（FFA）释放，降低冠状动脉疾病患者的缺血阈值。TMZ能够使急性冠状动脉综合征患者获益，可能是通过抑制FFA氧化及增强葡萄糖代谢来降低肝素的有害作用。

（二）冠状动脉微栓塞（CME）症状

急性冠脉综合征患者可自发引起CME，CME引发的短暂"无复流"或"缓慢血流"可能是急性心梗患者长期不良预后的独立预测因子。心肌细胞凋亡在CME诱导的心肌损伤中起着关键作用，抗凋亡疗法可以保护心脏免受CME诱导的心肌损伤，许多研究表明TMZ具有抑制心肌细胞凋亡的作用。CME伴随着Caspase-9激活，Caspase-9特异性抑制剂干预可显著降低心肌细胞凋亡并改善CME心脏功能。TMZ预处理能够显著降低CME模型中Caspase-9和Caspase-3的表达水平，从而起到改善CME时的心脏功能。

（三）缺血再灌注损伤症状

缺血再灌注损伤可能引起微循环不足，致游离皮瓣手术期间局部皮瓣丧失，以大鼠腹壁皮瓣为模型，将腹壁浅血管钳夹6小时后再灌注24小时，与未治疗的缺血组相比，TMZ治疗组炎症反应和氧化应激明显减弱，提示TMZ在未来的游离组织移植，再植以及血运重建方面有着广阔的应用前景。

虽然目前的药物治疗、冠状动脉搭桥手术（CABG）、经皮介入治疗（PCI）能改善冠心病的预后，但有研究表明再灌注损伤占最终梗死面积的50%，TMZ通过增强肌膜的机械阻力来保护心肌细胞免受急性心肌梗死再灌注损伤，减少梗死面积。TMZ通过激活AMP激活的蛋白激酶（AMPK）和细胞外调节蛋白激酶（ERK）信号通路减弱心肌缺血再灌注损伤，减少小鼠心肌梗死面积。TMZ还可以上调Akt信号活性，导致Bax/Bcl-2比例降低、Caspase-3表达下降，最终降低缺血再灌注诱导的细胞凋亡。有研究表明，如果在缺血再灌注期间刺激葡萄糖氧化，可使心脏代谢效率显著增加，导致相应心脏功能的改善及较小的心肌损伤，起到保护心肌的作用。通过测量冠心病患者冠脉搭桥术中获得的左心室纤维发现，TMZ治疗作用并不是通过改变左心室纤维中线粒体的脂肪酸氧化和碳水化合物氧化，这与TMZ普遍接受的作用机制——其临床有益效应归因于更有效地利用葡萄糖相矛盾。尽管对TMZ的作用机制存在分歧，但其临床疗效毋庸置疑。除此之外，TMZ还能减弱糖尿病大鼠再灌注诱发的心律失常。

三、在糖尿病性心肌病中的研究进展

糖尿病性心肌病由于胰岛素作用不足引起脂肪分解增加，2型糖尿病偏向于游离脂肪酸（FFAs）作为能量底物。研究表明，长时间暴露于脂肪酸使AMPK活化受阻。在大多数组织中，AMPK作为"燃料传感器"是碳水化合物和脂肪代谢的关键调节剂。TMZ通过激活AMPK抑制乙酰辅酶A羧化酶-α，抑制脂肪酸合成，从而有利于糖尿病心肌病患者。此外，TMZ作为脂质可渗透过渡金属螯合剂，具有强大的间接抗氧化能力。还有临床研究显示，短期TMZ治疗尽管未能改变糖尿病性心肌病患者心肌灌注状况，但能改善患者左心室收缩功能。早期应用TMZ有益于糖尿病性心肌病患者治疗，其作用机制主要通过抑制心肌纤维化、心肌细胞凋亡及增强自噬。推测在糖尿病早期阶段应用TMZ可能是预防糖尿病性心肌病的良好选择。

四、在心力衰竭问题中的研究进展

1. 优化心衰心肌能量代谢

心衰的进展与糖脂代谢紧密相关。在心衰早期，游离脂肪酸的利用率降低，葡萄糖利用率增加，这种代谢重塑有助于延缓心衰进展、改善预后。在心衰进展过程中伴有碳水化合物氧化受损、脂肪酸氧化率增高。在心衰末期出现严重的代谢障碍，葡萄糖、游离脂肪酸的利用率缓慢下降。TMZ在氧气消耗和能量产生方面更具优势而使心衰患者获益。

2. 改善心室功能

TMZ通过维持细胞内磷酸肌酸（PCr）和ATP的水平，改善慢性心衰PCr/ATP低比例，从而提高线粒体氧化磷酸化和磷酸肌酸再合成，减少细胞内酸中毒、钙超载、细胞凋亡，以及缺血诱导的自由基损伤，进一步改善心肌收缩功能。TMZ还可以改善右心衰的心脏功能，其作用机制可能不仅仅在于优化能量代谢，也与其抗凋亡作用有关。已有研究表明，TMZ通过调控miR-21表达发挥抗凋亡作用。

3. TMZ对心力衰竭临床结局的影响

临床研究对TMZ能否降低死亡率、改善运动时间存在分歧。有研究认为，TMZ辅助治疗慢性心衰未能改善患者运动持续时间、降低全因死亡率。也有研究认为，TMZ辅助治疗未能降低慢性心衰患者的全因死亡率，但增加LVEF和总运

动时间。但是，还有学者研究得出不一致的结论，认为TMZ能够有效降低心衰患者的全因死亡率，增加无事件生存期。二者不一致的原因还有待进一步分析。TMZ还可能有效降低慢性心衰患者心血管疾病的发病率和死亡率。此外，TMZ治疗可以显著降低慢性心衰患者的BNP和CRP水平，改善左心室功能、NYHA分级，改善左心室重塑。

4. 改善心力衰竭的作用机制

对于慢性非缺血性心衰患者心脏脂肪酸氧化（FAO），直接测量显示游离脂肪酸的摄入量没有发生变化，TMZ干预只减少10%的游离脂肪酸摄入，这一发现挑战了TMZ的作用主要是抑制FAO的概念。有研究表明，TMZ可能通过调节线粒体功能保护心脏。TMZ干预线粒体膜上的TMZ结合位点可以恢复线粒体功能。缺氧时，TMZ与细胞膜上的通透性蛋白结合，导致细胞膜失活，从而消除钙离子引起的线粒体肿胀。

五、在心肌纤维化问题中的研究进展

压力负荷超载激活肾素—血管紧张素—醛固酮系统（RAAS），致使循环系统和局部心肌血管紧张素 II（Ang II）升高，Ang II增加心肌中多种促纤维化因子的分泌（如TGF-β_1），激活成纤维细胞，并增加胶原合成，加速心肌纤维化，在心肌纤维化过程中起着重要作用。另一因子是结缔组织生长因子（CTGF），它能刺激成纤维细胞增殖分化、增加细胞外基质合成，有证据表明TMZ通过调节局部重要因子活性（如Ang II和TGF-β_1）来抑制心肌纤维化。TMZ主要通过NADPH氧化酶-ROS-CTGF信号通路抗心肌纤维化，能够抑制Ang II诱导的心脏成纤维细胞增殖过程中的ROS形成。此外，TMZ还可通过抑制ERK和p38MAPK磷酸化而降低心肌纤维化。

TMZ可能有一些罕见的不良反应如帕金森综合征、轻度的胃肠道功能紊乱等，但这些症状是可逆的、可以耐受的。TMZ对临床的有益作用的机制不仅仅在于使心肌转向更有效地利用葡萄糖，也可能涉及线粒体功能的调节。总而言之，随着对TMZ使心血管疾病患者获益机制研究的不断深入，这将会为TMZ带来更为广阔的应用前景。

第三节　他汀类药物的药理研究进展

他汀类药物分为人工化合物和天然化合物两种，是临床上比较经典而有效的降脂药物。合成药物有阿托伐他汀和洛伐他汀等，天然化合物有美伐他汀、辛伐他汀及普伐他汀等。他汀类以往多用于调节血脂治疗，降脂作用显著，随着药物研究的逐渐深入，临床认识到该药物还具有抗增殖、抗炎、抗氧化应激及保护心血管等作用，将其用于治疗心血管疾病治疗，疗效较佳。

一、他汀类药物的作用

（一）他汀类药物的抗炎作用

动脉硬化为慢性炎症性反应，炎症细胞通过穿越或者黏附在血管内皮细胞上，让炎症渗出，发挥出血管内皮细胞黏附分子和白细胞逐渐互相作用。有研究应用阿托伐他汀治疗慢性心衰且血胆固醇 > 22 mg/L者时，血清炎症因子水平如Sveam–Ⅰ和白细胞介素–6等降低。阿托伐他汀在急性冠脉综合征（ACS）的治疗中，大剂量用药，可起到较强的抗炎作用，血浆MMP–9和hs–CRP水平显著降低，表明本品除有效调脂外，还有较强抗炎症作用，使心血管不良事件概率大大降低。

（二）他汀类药物可改善动脉内皮功能

动脉硬化进程缓慢，为全身动脉普遍受累病变，最早受累为动脉内膜。LDL–C、TG和TC升高，在内皮起直接作用，促进形成泡沫细胞，内皮细胞受损，引起动脉粥样硬化。他汀类药物可使LDL–C有效降低，并能起到稳定斑块、预防冠心病、抗动脉硬化等功效。他汀类药物能够抑制类异戊二烯，使动脉内皮功能得到充分发挥，不只是对血脂异常冠心病患者有效，对于血脂正常冠心病者亦有确切疗效。oxLDL通过诱导eNOS解耦联造成内皮源性NO缺乏，并大量产生ONOO，引起NO/ONOO失衡。他汀类药物对oxLDL所致eNOS解耦联有逆转性，能降低ONOO水平，增加NO浓度，从而对NO/ONOO平衡进行调整，对内皮功能起改善作用。除此之外，他汀类药物还可抑制HMG-CoA还原酶，从而逆转TNF-a所致eNOS蛋白表达下调，使其活性增强。进一步研究指出，他汀类药物对四氢生物蝶呤进行上调，合成关键酶，对血管NADPH氧化酶激活进行抑制，预防eNOS解耦联，使内皮功能得以修复。在内皮受损下，EPCs从骨髓到外周循环，渗进病灶，加快内皮再生和修复，以此加快血管新生。

（三）他汀类药物可抗血小板聚集

在动脉硬化血栓形成中，血小板聚集为重要环节。他汀类药物能有效改变机体血小板膜胆固醇含量，促进膜流动性改变，避免血小板的聚集。他汀类药物还能够减少血管内皮细胞和平滑肌细胞纤溶酶原激活抑制剂-1的表达，增加组织型纤溶酶原激活剂的表达，抑制凝血因子及血小板纤溶性和血液流变学，抑制血栓的形成，有效减少细胞钙含量及血小板膜胆固醇含量，对血栓形成起抑制作用。

（四）他汀类药物可抑制心肌重塑

普伐他汀可抑制TNF-a介导内质网应激，使心衰心脏重量减轻，左室缩短分数增加，抑制心肌重塑，使心肌细胞凋亡减少。普伐他汀用药后，MMP-2及MMP-9活性水平降低，氧化应激受到抑制，并抑制左室重塑。另有资料显示，他汀类药物在心肌细胞凋亡抑制上主要通过促使糖原合成酶激酶-3B失活实现。在心脏电生理重塑和植物神经功能方面，高脂血症主要经介导电生理重塑和植物神经功能紊乱导致心源性猝死及心律失常，他汀类药物可在降脂作用外进行逆转电重塑，使血浆去甲肾上腺素水平降低，对交感神经兴奋进行抑制，使迷走神经的张力增加，调节植物神经。

（五）他汀类药物可稳定粥样硬化斑块

在粥样硬化斑块形成过程中，过氧化反应、脂质堆积和慢性炎症刺激等，对其有促进作用，斑块破裂引起血小板聚集，并引起血栓，导致急性冠脉综合征（ACS）。应用他汀类药物，可使VSMCs内TGF-B合成增加，TGF-B受体Ⅱ水平上调，TGF-B/smad通路强化，增强VSMCs对TGF-B介导细胞凋亡易感性，并促进TGF-B介导细胞外基质积聚，使粥样硬化斑块趋于稳定。

二、他汀类药物的治疗研究进展

（一）在动脉粥样硬化问题中的研究进展

高血压颈动脉粥样硬化患者联合使用辛伐他汀及培哚普利，对于硬斑块和软斑块均有确切效果。以瑞舒伐他汀钙和左旋氨氯地平治疗35例高血压伴动脉粥样硬化者为研究组，以左旋氨氯地平单一用药治疗35例高血压伴动脉粥样硬化者为对照组，比较两组颈动脉内膜超声检查结果。结果显示，研究组较对照组颈动脉内膜IMT明显减小，并且明显改善了肱动脉内皮依赖性，改善了舒张功能，两组间差异显著，说明瑞舒伐他汀钙应用有效。

（二）在高血压疾病中的研究进展

高血压为致使心血管事件及死亡的重要危险因素，同时为颈动脉硬化主要原因。相关学者治疗50例高血压，设甲组（25例）为常规疗法，乙组（25例）在该基础上给予瑞舒伐他汀，每天1次，每次20 mg，4周后发现，乙组血压下降幅度大，较甲组改善更明显，证实瑞舒伐他汀确切疗效。

（三）在心力衰竭问题中的研究进展

有学者在心衰治疗中发现，应用辛伐他汀，可显著减少症状，改善心功能。用药后通过观察超声心动图，LVES和LVES明显减小，而LVEF明显增加。研究表明，他汀类药物可以稳定斑块，减少心衰和冠脉事件的发生，有效达到治疗目的。辛伐他汀对心肌间质重构有效改善，可缓解间质纤维化。

（四）在不稳定心绞痛问题中的研究进展

该病为心绞痛稳定状态（AS）基础上，多种原因致使斑块不稳定，比如斑块局部炎症、血管内皮功能的下降、凝血异常及血小板功能等，从而导致斑块裂隙、破裂，血小板黏附、聚集，管腔非闭塞性血栓，导致远端心肌缺血。不稳定心绞痛多提示冠心病从慢性期转向急性期，从稳定状态转向不稳定，极易导致心源性猝死或急性心梗，具有病情变化快和病情严重特点，有效、迅速和及时处理较为重要。治疗选用辛伐他汀，可有效改善冠脉内皮功能，预防心血管事件及缺血性胸痛。他汀类药物可显著增加个体粥样斑块稳定性，即便患者无胆固醇增高，也可有效避免冠脉事件，故临床建议，在冠脉事件早期应用他汀类药物，能大大减少发生冠脉事件概率。

三、他汀类药物的注意事项

用药前，应仔细询问个体，了解病情。机体胆固醇多为自身合成，而HMG-CoA还原酶为组织合成胆固醇限速酶，HMG-CoA还原酶抑制剂结构类似于HMG-CoA还原酶，可对其活性进行较强竞争性抑制，降低内源性胆固醇合成。

四、他汀类药物的不良反应

在不良反应方面，他汀类药物常见肌肉毒性，个体多有肌炎、肌痛和肌无力等，据统计，发生肌损害概率0.3%～33.0%，肝转氨酶升高0.5%～2.0%。肌毒作用持续恶化，极易引起罕见病（RD），导致急性肾衰竭。单独应用辛伐他汀、阿托伐他汀或普伐他汀等，不易发生RD，联合贝特类药物则RD发生率增高，且高龄患者用药安全性不佳，较小年龄者易出现肌毒性。对于长期用药者，需要对肝功能进行定期监测，按转氨酶情况合理调整用量，及时复查谷丙转氨酶（ALT）及肌酸激酶（CK）水平。

第四节　参麦注射液的药理研究进展

参麦注射液是在中医古方"生脉散"基础上经改型研制的纯中药速效制剂，组方中人参和麦冬具有补心复脉、益气固脱、养阴生津之功效，广泛应用于各类重症患者，尤其对心脑血管疾病患者效果最佳。药理学研究表明，该药所存在的人参皂苷、人参多糖、甾苷及有机酸等成分，可明显增强患者气管抗应激能力，有助于调节及促进机体免疫功能的恢复。

一、参麦注射液对心血管的作用研究进展

1. 冠状动脉粥样硬化性心脏病

国内有关参麦注射液对冠状动脉粥样硬化性心脏病的研究较多，主要集中于不稳定型心绞痛、心肌梗死等疾病。有学者将64例患者随机分为常规西药治疗

的对照组和低分子肝素钙联合参麦注射液治疗的治疗组，发现治疗组临床症状消失或基本消失，心电图ST段T波恢复正常或大致恢复正常，相比对照组差异有统计学意义（$P<0.05$）；还有学者通过对参麦注射液联合西医常规用药治疗不稳定型心绞痛的有效性及安全性进行荟萃分析，分析后结果显示：参麦注射液联合西医常规用药治疗不稳定型心绞痛有效率和心电图有效率均优于单独使用西医常规用药，且未有与参麦注射液有关的严重不良反应的报道，故认为在西医常规用药基础上联合使用参麦注射液可显著提高不稳定型心绞痛的治疗疗效。通过将收治的急性大面积心肌梗死患者接受常规西药联合参麦注射液治疗后，观察恶性心脏事件发生率及病死率，结果表明联合应用参麦注射液组，患者恶性心脏事件发生率及病死率显著较低，表明参麦注射液可降低急性大面积心肌梗死患者恶性心脏事件发生率，有助于改善治疗效果。部分学者则对心肌梗死患者应用参麦注射液后，血流动力学改变情况进行了探讨，结果发现治疗组患者总有效率明显高于对照组，而不良反应发生率则明显低于对照组，全血黏度、全血还原黏度及血浆黏度及血细胞比容等均低于对照组，认为参麦注射液对心肌梗死患者血液动力学具有较好影响。

2. 心力衰竭

患者发生心力衰竭标志着心功能已经明显受损，而参麦注射液可对心力衰竭患者有明显的恢复作用。研究发现，应用参麦注射液的患者治疗总有效率及显效率明显高于常规治疗组，亦有报道指出在联合其他药物如降脂药后，可明显改善老年慢性心力衰竭患者的心功能，且不良反应明显较小。在临床研究中发现，参麦注射液对各种器质性心脏病所致心力衰竭均有良好效果，如对扩张型心肌病心力衰竭亦有较好疗效，安全性较高，且无明显药物不良反应，这些已经得到临床验证。

3. 心律失常

参麦注射液治疗各类心律失常均有良好效果，包括由各种器质性心脏病如冠心病、风湿性心脏病、心肌炎及肺心病所致的室性早搏、房性早搏、室上速、结性早搏等均有较好效果，总有效率可高达80%以上，对临床症状及心电图改变有利，特别是对老年心脏病患者常见的缓慢性心律失常的效果，相比复方丹参注射液效果更好，值得在临床上广泛应用。

二、参麦注射液对脑血管的作用研究进展

1. 缺血性脑卒中

有研究表明，应用参麦注射液后的急性缺血性脑卒中患者日常生活能力评分、美国国立卫生研究院卒中量表评分相比对照组均较好，血清TNF-α与IL-6水平均较低。由此可见，参麦注射液可显著改善急性脑缺血性脑卒中患者脑血流动力学指标，其作用机制或许与血清TNF-α及IL-6水平降低有关。

2. 颅脑外伤

参麦注射液对于治疗或改善脑外伤患者术后神经功能恢复亦有较好的作用。有研究表明，脑外伤术后患者在常规治疗基础上联用参麦注射液，后期大脑中动脉流速经颅多普勒超声指标与出院时格拉斯哥预后评分情况，均好于常规治疗的对照组，提示参麦注射液有助于减轻脑外伤术后脑血管痉挛，有利于脑功能的恢复。

联合用药或许是发挥参麦注射液的最佳手段，在既往研究中，很少有研究者对患者只应用参麦注射液一种药物来研究，虽然联合用药方案难以界定参麦注射液的有效性，但至少表明在该药存在的前提下可提高治疗效果，并有助于患者康复。有关参麦注射液的药理研究结论已证实该药内所存在的人参皂苷、人参多糖、甾苷及有机酸等成分，可明显增强患者气管抗应激能力，有助于调节及促进机体免疫功能的恢复。

参麦注射液具有较好的临床疗效，对多种损伤性疾病有良好的促进作用。目前研究仅限于部分临床及实验，对该药的药代动力学的研究深度仍不够，且与当前研究热点结合不够紧密，今后应注重药物作用靶点的研究，重视药物成分的分子生物学作用，通过探明药物作用机理以促进参麦注射液在临床上的科学应用。

参考文献

一、著作类

[1] 李宏建，高海青，周聊生，等．心血管系统疾病[M]．北京：人民卫生出版社，2016．

[2] 李小鹰．心血管疾病药物治疗学[M]．北京：人民卫生出版社，2013．

[3] 张锦．心血管常用药物药理及临床应用[M]．广州：世界图书出版广东有限公司，2014．

[4] 刘世明，陈敏生，罗健东．心血管疾病药物治疗与合理用药[M]．北京：科学技术文献出版社，2013．

二、期刊类

[1] 陈光辉，夏菁，刘宏斌．干细胞移植治疗在心血管疾病中的应用[J]．中国组织工程研究，2007，11（11）：2190-2193．

[2] 董顺福，韩丽琴，朱志国等．治疗心血管疾病中成药物中无机元素模糊聚类分析[J]．中成药，2003，25（4）：316-319．

[3] 董武松，杨俊．颗粒酶B在心血管疾病中的重要作用[J]．临床心血管病杂志，2012（2）：87-89．

[4] 范宁，任明．高血压与焦虑、抑郁关系的研究进展[J]．医学综述，2018，24（19）：3853-3857，3862．

[5] 郭兰燕，夏珂，杨天伦．内脏脂肪素在心血管系统的研究进展[J]．临床心血管病杂志，2011，27（01）：9-12．

[6] 郝春蕾，杨克强．心血管疾病抗栓抗凝药物治疗中临床药师的干预[J]．中国医院药学杂志，2010，30（2）：166-168．

[7] 何文龙．红景天苷心脏保护药理作用的研究进展[J]．心电图杂志（电子版），2015，4（04）：187-188．

[8]胡跃玲，陈明．左卡尼汀在心血管疾病中的研究进展[J]．心血管病学进展，2018，39（03）：426-429．

[9]胡长军．他汀类药物在心血管疾病治疗中的应用进展[J]．中国城乡企业卫生，2017，32（04）：19-21．

[10]敬馥宇，陈明．血管紧张素Ⅱ受体拮抗剂在心血管病中应用研究的进展[J]．中华高血压杂志，2018，26（04）：387-392．

[11]鞠爱春，罗瑞芝，秦袖平，等．注射用益气复脉（冻干）药理作用及临床研究进展[J]．药物评价研究，2018．

[12]况春燕，黄岚．基质交感分子1与心血管疾病[J]．中华心血管病杂志，2011，39（7）：677-679．

[13]雷燕妮．黄芩总黄酮对高血脂大鼠的降血脂作用研究[J]．动物医学进展，2014，35（7）：64．

[14]蔺兆林．黄芩茎叶总黄酮调血脂作用研究[J]．内蒙古中医药，2014，33（8）：45．

[15]刘皋林．一氧化氮在心血管系统疾病中的作用和地位[J]．第二军医大学学报，2002，23（1）：90-92．

[16]刘久村，唐鼎，陈艳明．疏血通注射液治疗心脑血管疾病的药理及临床研究进展[J]．中国药师，2015（6）：1020-1023．

[17]刘梅，杜武勋，朱明丹，等．芪参益气滴丸对急性心肌梗塞大鼠肿瘤坏死因子的影响[J]．时珍国医国药，2009，20（4）：829-930．

[18]刘雪芹，周贤．非选择性β受体阻滞剂在肝硬化伴难治性腹水治疗中的应用研究进展[J]．山东医药，2016，56（31）：112-114．

[19]门庆，温恩懿．β受体阻滞剂治疗小儿扩张型心肌病的疗效观察[J]．重庆医学，2017（26）：61-63．

[20]苏娜，徐斑，唐尧．心血管疾病合并糖尿病患者的循证药物治疗[J]．中国药房，2012（14）：1330-1333．

[21]孙志宝，安庆华，郑玉明，等．感染性休克患者心脏及微循环的功能变化与β受体阻滞剂的血流动力学效应[J]．中华医院感染学杂志，2016，26（7）：1528-1530．

[22]王建卓，魏树礼．硝酸酯类药物及其制剂研究进展[J]．中国药学杂志，1996，31（4）：195-198．

[23]王娟，尚彤．心血管系统生物学研究进展[J]．生理科学进展，2009，40（2）：111-116．

[24]王灵冰，滕欣越，张瑞，等．慢性心力衰竭与血管紧张素Ⅱ相关性分子机制研究进展[J]．心血管病学进展，2018，39（06）：963-966．

[25]王敏．黄芩苷对小鼠动脉粥样硬化及脂联素表达水平的影响[D]．济南：山东大学，2012．

[26]王栓虎，毛静远，侯雅竹，等．西药常规加用芪参益气滴丸治疗慢性心力衰竭随机对照试验的系统评价[J]．中国中西医结合杂志，2013，33（11）：1468-1475．

[27]王亚丽，陈新义，官功昌．用导管法评定硝酸酯类药物对中心动脉压的影响[J]．中国循环杂志，2001，16（4）：292-293．

[28]王怡，高秀梅，张伯礼．冠心丹参滴丸抗垂体后叶素致大鼠急性心肌缺血的研究[J]．中国中西医结合急救杂志，2003，10（1）：6-8．

[29]韦晓昱，杨欣．激素替代疗法与心血管疾病预防的关系[J]．中国妇产科临床杂志，2010，11（1）：74-76．

[30]吴珂菲，戚本玲，刘丽华．曲美他嗪在心血管疾病中的研究进展[J]．微循环学杂志，2018，28（03）：76-79．

[31]吴英智，傅强，严全能，等．姜酚在心血管疾病中的药理作用研究进展[J]．中国临床药理学杂志，2017，33（18）：1824-1827．

[32]喜杨，孙宁玲．硝酸酯类药物耐药的研究进展[J]．中国临床药理学杂志，2007，23（3）：213-216．

[33]谢东霞，毛秉豫．芪参益气滴丸对心肌梗死后气虚血瘀证患者心室重构及心功能的影响[J]．中国实验方剂学杂志，2011，17（1）：192-195．

[34]徐小明，罗兴迪，杨靓靓，等．阿托伐他汀钙片联合心血管药物治疗冠心病的临床研究[J]．重庆医学，2016，45（19）：2701-2702．

[35]杨雷，毛秉豫．芪参益气滴丸对心肌梗死大鼠心肌的保护作用[J]．中国实验方剂学杂志，2012，18（5）：167-171．

[36]杨廷杰，张菲斐．冠心病合并2型糖尿病患者血清血管紧张素Ⅱ对冠脉病变程度的预测价值[J]．医学与哲学（B），2018，39（08）：37-42．

[37]于晓敏，郝祥俊，龚明玉，等.茎叶总黄酮对大鼠心肌缺血再灌注细胞凋亡的保护作用及机制[J]．中国老年学杂志，2013，33（13）：3132．

[38]余细勇，林曙光，杨敏，等．普萘洛尔及其代谢物4-羟普萘洛尔的药代动力学[J]．中国临床药理学杂志，1991（04）：233-240．

[39]张红岩．普萘洛尔与美托洛尔的临床应用及药理学研究[J]．当代医药论丛，2018，16（10）：1-2．

[40]张建军．参麦注射液的临床研究进展[J]．中国现代药物应用，2015，9（08）：266-267．

[41]赵运梅．美托洛尔联合曲美他嗪治疗冠心病心力衰竭的疗效及安全性分析[J]．中西医结合心血管病电子杂志，2018，6（30）：50-51．

[42]朱凌华，朱明真．曲美他嗪联合琥珀酸美托洛尔治疗冠心病心力衰竭的临床效果[J]．中国当代医药，2018，25（29）：43-45．

[43]诸培佳，李月华．他汀类药物对心血管系统的保护效应[J]．中国组织工程研究，2006，10（28）：129-131．

[44]Yi W，Jie W，Liping G，et al．Antiplatelet Effects of Qishen YiqiDropping Pill in Platelets Aggregation in Hyperlipi-demic Rabbits[J]．*Evidence-Based Complementary and Al-ternative Medicine*，2012（10）：1155．